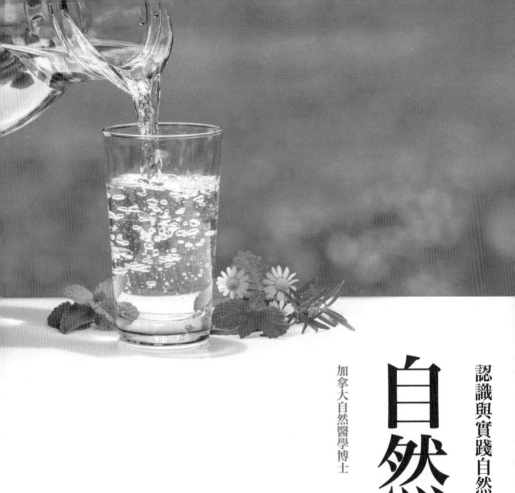

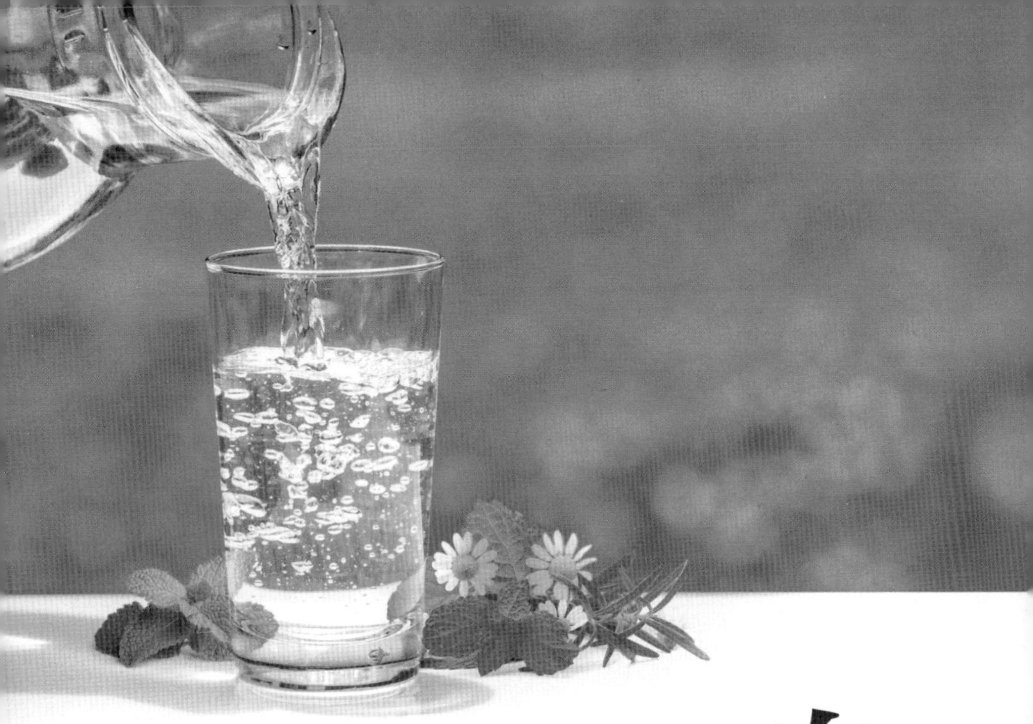

認識與實踐自然醫學的第一本書

# 自然醫學 DIY

加拿大自然醫學博士
王永憲——著

暢銷修訂版

TO RICHARD
BEST WISHES
FOR THE FUTURE
LEADER OF NATUROPATHIC
MEDICINE IN TAIWAN!

給 Richard（王永憲）——台灣未來自然醫學領航者最好的祝福。

喬瑟夫・皮佐諾（Joseph E. Pizzorno, Jr., N.D.）醫師

美國 Bastyr University 創校校長
自然醫學教育議會創辦人
首位非西醫美國 Medicare 健保範圍顧問委員
美國白宮自然醫學政策委員
西雅圖國王郡衛生局會員
美國公共衛生組織主席
微軟公司健康顧問

# 目錄

## 3 簡易自我檢測 95



## 4 居家排毒DIY 127

【推薦序】
# 讓你有更多無害、安全的選擇

很高興能看到王永憲博士的第一本書，以前幾本都是合著的，我也跟他合作過一本。這次非常榮幸可為王博士的大作寫序。

王博士是CCNM（The Canadian College of Naturopathic Medicine，加拿大自然醫學院）畢業的華人精英之一，那是一所被AANP及ANMA認定的自然醫學大學（學士後）。

自然醫學在十七、十八世紀前一直被人類使用，直到十八世紀後，化學製藥出來了阿斯匹靈（Aspirin）抗生素，加上西方大力推出醫學院學制化後，西醫才改變至今日這模式。但種種的大小因素，例如醫學研究的受限及成效問題，使得醫學又回頭去看看是否之前有所遺漏，又再重視了自然本草醫學、中醫、針灸、印度醫學（Ayuvadic及Siddha Vaidya兩派）、同類療法、生物能量信息共振醫學等，這些更被歐美稱之為輔助替代醫學，或療法CAM（Complementary and Alternative Medicine）。至今，發現、證實了很多疾病是和生活型態及飲食劃上絕對等號的。

西方尊為醫學之父的希波克拉底（約西元前四六〇至三七七年的古希臘），就遇到了一件事。在西元前約四三〇年，雅典發生了一種可怕的瘟疫，許多人突然發燒，患病的人接二連三地死去，雅典城中隨處可見來不及掩埋的屍首。這種索命的疾病會不會就和H1N1類有關呢？但此時馬其頓的一位御醫希波克拉底，他一面調查疫情，一面尋找病因及救治的方法。他發現當時全城只有一種人沒有染上那種瘟疫，那就是鐵工匠。他們是每天和火爐一起生活、大量流汗的人。他就由此設想，或許火烤可以防疫，於是在全城各處點燃起火堆來撲滅瘟疫，並沒用到藥物。所以「上醫醫未病」、「預防勝於治療」、「病向淺中醫」、「病從口入」，等於西方說的「You are what you ate」，可看出病患其實要對自身的健康負大部分的責任！

西方醫祖希波克拉底在他題為《箴言》的文集中，收錄了許多關於醫學和人生的至理名言，如：「暴食傷身，簡單但不太可口的飲食比精美但可口的飲食更有益」；「吃對食物是最好的藥物」；「人生苦短，去日苦多」；「醫學技藝長存」；「良好機遇誠難得」；「試驗存風險，決斷更直可貴」；「無故困倦是疾病的前兆」；「寄希望於自然」等等，這些名言至今仍給世人及醫學公衛許多啟示。從自然醫學的六大原則中，就可看出自然醫學包容各種醫學的強處及補充其他醫學不足之處，可說給人類以最大的益處。

世界醫師協會於二十世紀中期，依據希波克拉底的誓詞制定了國際醫藥人員道德規範，亦適用在自然醫學醫生的行醫生涯中。

王博士在這本書中教導了自然飲食的方法，不讓自身的自癒力（適當免疫力、修復力）下降，及一些小小易行的刺激自癒的健康ＤＩＹ，提醒大家要對自身的健康盡忠！不必常跑醫院，把藥當飯吃！並重視身、心、靈三大平衡為主，去除負面壓力及內外環境毒素的影響，以達最佳健康的境界。千萬不要變成非開刀手術不可、甚至藥石罔效的地步，那真是神仙也救不了你了！

這本書讓大家可以更加了解醫學中的輔助替代醫學（或療法）及正統主流中、西醫（Conventional Medicine），讓你有更多無害、安全的選擇。而且這書讀起來很舒服，不像一般號稱搞自然醫學的，在自我吹捧及偏狹自卑的眼光中去看主流醫學的研究，可能是與王博士出身主流西醫家庭背景，又自年輕時就主動學習中醫藥針灸有關吧！是一本非常適合大眾閱讀的書。

李德初醫師
外科及急診醫學科專科
重症醫學科專科
ANMA& 美國環宇大學教授
德國 MORAELH 教授

【推薦序】

# 給生命一個自然健康的環境

追求健康，是人類永恆的大夢。隨著科技的進步，人們的壽命雖然獲得了許多的延長，但癌症、心血管疾病、糖尿病、代謝症候群等慢性病，以及因工作與壓力所帶來的身心問題，乃至許多新疾病的發生，卻更加長期地折磨著現代人。歸咎其原由，往往導因於不當的生活習慣、對環境破壞所引起的反撲，以及對身體不當照料與錯誤使用的結果。

面對這樣的現象，我們對健康的觀念也隨之進化，要用更謙卑的心與更寬闊的視野，回過頭來尋找這些造成健康威脅的根本原因，重新將「預防勝於治療」的工夫落實於生活中，檢視環境因素與人體間的互動，善用自然與人體自我療癒的能力，感受身體與生活中一切細節間的微妙關係，選擇對身體無害的自然方式來促進健康，進而體會到身心靈不可分的完整性，達到「全人健康」的目的。在歐美廣受重視的自然醫學，便正是走在這樣一個方向上。

王永憲博士融合其豐富的學養與寶貴經驗，完成這本《自然醫學ＤＩＹ》，以深入淺出的方式，將自然醫學的精要帶到每一個人的居家生活中。這本書不同於其他某些自然醫學的書籍，因涵蓋太廣或缺乏系統而不易親近；而是提了簡單且可以自行操作的建議，從生活中的點點滴滴來累積對身體照顧的投資，實屬非常可貴。

隨著資訊的快速傳遞，人們嘗試涉獵更多的健康知識，並希望藉由自己的力量，選擇安全簡便的方法，一方面防範疾病於未然，同時為健康打下基礎。王博士的這本著作，正符合此一潮流的期望，是認識自然醫學的極佳參考書，值得推薦給大家。

游敬倫醫師
龍合骨科診所院長
骨科、手外科、針灸專科醫師
臺灣大學商學碩士EMBA
南京中醫藥大學中醫醫學博士

【推薦序】

# 以非藥物、最溫和、最天然的方式對待身體

過去的十年間，全球刮起了一股自然樂活的風潮。所謂風潮，就是參雜了一些流行的成分，所以舉凡和自然、天然、健康、療癒有關聯的，到後來似乎都可以被稱為「自然醫學」。

其實，自然醫學（naturopathic medicine）應該是complementary and alternative medicine（CAM，輔助及另類醫學）其中的一個環節，而真正的自然醫學醫師，更是需要有完整的專業醫學訓練和實習的時數，才能夠被稱作為自然醫學的醫師（Naturopathic Doctor, N.D.）。

這本書的作者王永憲博士是我以前工作上的同事，剛剛認識他的時候，就感到一份很深的親切感——因為他也是在加拿大的多倫多唸醫學院。

加拿大只有一間自然醫學的醫學院（CCNM）和一間英語的脊骨神經醫學院（CMCC），這兩間學校剛好都在多倫多，而且地理位置距離很近。記得以前在我們學校附近的咖啡店經常會遇到CCNM的學生，而自然醫學院裡的學程和脊骨神經醫學院裡所上的課程，有部分是一樣的。這兩門醫學最基礎的理念與最重視的基本價值，就是以非藥物、最溫和、最天然的方式，對待身體、療癒身體這樣的觀念，所以在國外有非常多的診所，是結合自然醫學的醫師和脊骨神經醫師，提供整合型的治療給患者，讓他們有最完整的照護。

雖然目前在台灣，此類型的整合照護還尚未落實，不過還是有像王永憲博士這樣願意回來台灣貢獻服務的自然醫學醫師，願意將他的所學整理之後，透過文字分享給大家。

這次很高興看到這本《自然醫學ＤＩＹ》，畢竟目前在台灣，真正從國外學成歸國的自然醫學醫師屈指可數，而坊間卻經常流傳許多似是而非的觀念，讓民眾無所適從。最令人高興的是書中有很多居家就可自我執行的簡單方法，讓讀者們從生活的小細節當中著手，就可以獲得健康。

我很榮幸能夠推薦這本書，也相信看完了這本書，真的能夠改變你和你的家人的一些健康觀念，進而重拾健康。

黃如玉
美國及加拿大脊骨神經醫師
躍翰健康學苑總監

【推薦序】

# 及早健康保養，遠離疾病痛苦

在歐美國家已行之有年的自然醫學，近年來其風氣也吹進台灣醫界，個人在國內推行功能醫學也有十數個年頭，對此發展不僅樂見，更多了無比的期待。當初會有創立「中華功能醫學研究機構」的念頭，也是有感於國內傳統醫療照護系統有其不盡完善之處，必須搭配一套更理想的全人醫學模式，如此方能齊備，而這樣的想法便是在自然醫學的基礎上成熟與落實，對於自然醫學在國內的興起，心中自是雀躍。

面對健康與疾病，自然醫學提供與傳統醫學不同的角度，但在實質上卻是相依相存。傳統醫學的疾病治療，配合自然醫學的順勢調理，如此便能建構一套完整的照護模式。「家庭」是一切生活上的源頭，王博士能依此作為落實自然醫學照護的起點，是再理想不過了，無論是飲食調理，生活起居、急救照護，以至於健康的自我檢視，書中將自然醫學的實用性於居家生活中作了最佳的導入。

王博士鑽研自然醫學多年，不但身體力行，更結合自己多年的臨床經驗，彙集出這本完整的居家健康寶典，本書的誕生無疑是王博士送給國人最佳的健康寶藏。書中對自然醫學深人淺出的闡述，不僅提供讀者明確的家庭醫學概念，更透過生活因子的檢析，引導讀者有系統性的整理出合宜的居家照護計畫；精闢且實用的內容，不僅是居家護理的必備良書，更可做為所有臨床醫師及醫護相關人士進行衛教時的輔助參考。

台灣醫學技術發展成熟，在國際上的非凡成就自是有目共睹，惟國人的健康品質卻未在此優異的環境下隨之正向發展，這應是所有醫界朋友心中共同的缺憾。「早期發現疾病，早期治療疾病」的想法已成舊杵，「及早健康保養，遠離疾病痛苦」的觀念才是新砵，期待所有讀者朋友在讀完王博士的《自然醫學ＤＩＹ》一書後，能對健康照護方式有更深切的體悟，藉此提升自己及身邊家人朋友的生活品質，有效地維持健康的身體，並從中獲得無窮無盡的「健康財富」。

祈願與大家分享！

歐忠儒博士
中華功能醫學研究機構 創辦人兼執行長

【作者序】

# 邀請自然醫學醫師進駐你的家

提起「健康」，許多人第一個念頭就是不生病；因此，只要離醫院和醫師越遠，彷彿就等於自己是處於健康的狀態。然而，如果不想進出醫院，那麼就不得不重談「預防勝於治療」的老話；或者要請問各位讀者，是否真的有在日常生活中，落實保健養生、追求身心靈平衡的生活態度呢？

在台灣，只要提到自然醫學，似乎就聯想到健康食品；或是「中醫＋營養學＝自然醫學」的概念，這讓我感到相當的遺憾與無奈。自然醫學的領域是何其豐富淵博，但是台灣民眾接觸到的資訊實在是太少。美國國家衛生研究院（NIH）近年來每年編列給國家輔助與另類醫療中心（NCCAM）的研究預算，都在總預算的百分之四十左右，顯示出美國對主流醫學以外療法的重視性。而正統自然醫學目前在台灣推廣的難度，就好比台灣要加入WHO一樣，如此艱辛與尷尬的處境，更是令我感慨萬千。

因此，我能做的，就是從多年臨床與學術經驗中，擷取最精華又能落實於生活中的部分，彙整成這一本書，希望帶書回家的讀者能夠像聘請一位私人專屬的自然醫學醫師一樣，時時刻刻常保對健康的想望與自我提醒。其實，這和自然醫學的論點是非常相契的，雖然身為一個自然醫學醫師，但我始終相信，真正的健康或治療並不是只存在於「醫院」的活動，而是讀者或患者是否能從生活中真正貼近自然醫學，進而常保健康。

於是，我把這本書的核心設定在自然醫學居家保健DIY，尤其是「居家性」。主題乍看之下簡單明瞭，但是在實際搜尋資料跟寫作的過程，卻是困難重重。因為自然醫學博大精深（廣義的自然醫學是「非西醫的任何處方或療法」都可納入之），而且近年台灣陸續可見許多自然療法相關的書籍，內容大多過於廣博又精深，讓人不知從何讀起，更別提在生活中落實的可行性。因此，寫這本書過程中最大的困難，不外乎如何篩選出實用又方便居家施行的療法，過於複雜或是材料難覓、在施行上較困難的藥草或食療，在這邊只好捨棄了，目的就是不希望本書為了周全而失焦，反而讓讀者更難貼近自然醫學。

而本書除了提供人人都可在家嘗試的簡易保健良方外，也搭配了自然醫學的入門介紹，以及自然醫學相關的原理、哲學與思考。其中我分享最多的，不外是自然醫學最特別且獨有的臨床經驗——「好轉反應」現象，目的是希望大家能建立正確的自然醫學知識來保護與幫助自己。

以一個自然醫學醫師的角度來看，我只是很單純地希望透過這一本書，能讓自然醫學從醫院走進你我的家中，讓讀者在最自然並且經濟的情況下，可以自己做基本的居家保健處理。另外，我也考慮到中文讀者的閱讀便利性，捨棄外文書以症狀英文字母的排列法，改以療法的分類，直接帶領大家認識自然醫學；文筆上也力求輕鬆易懂，因為，我認為專業並非建立在艱澀難懂的文字之上，也不需要把生理學課本裡的內容照本宣科地抄寫過來。寶貴的專業知識可以透過輕鬆的方式來學習，而最終的目的，仍是希望讀者能真正吸收與了解，並且樂於接近自然醫學。

承蒙商周出版藍萍姊的抬愛，讓我有機會可以推出自己第一本談自然醫學的書給全世界的中文讀者們。當然，變化萬千的當下，無論醫學與科技的新知都是瞬息萬變，今天獲得肯定和認同的情報，到了明天就未必仍是王道；更何況在自然醫學的領域，每個好的醫師皆各有所長，在臨床上的經驗與洞見可能不一定全然相同，但卻都是獨特且尊貴的。

由於我本身在醫界還算後輩，雖分享了在當下個人認為最切確的自然醫學資訊與個人臨床經驗，但也非常歡迎對自然醫學有興趣的朋友們，大家共同來切磋研究、成長，讓自然醫學能夠更發揚光大。

最後，我必須提醒各位讀者，本書所提供的檢測和保健之道，並不能完全取代主流醫學，當你有急症或其他應該看醫生的情況，還是要乖乖上醫院報到喔！

## 感謝

這本書能夠順利完成，要特別感謝以下幾位：

感謝美國國寶級自然醫學醫師、巴士底爾（Bastyr）大學創校校長Dr. Joseph Pizzorno對我的期許與厚愛。

感謝我在CCNM所有的老師們所提供的教材與資料。

感謝我在CCNM的同學及好友Dr. Irene Karatzas, N.D.、Dr. Eva Kresz, N.D.、Dr. David Shih, N.D.（石佳弘醫師），還有來自橋港大學的學妹Dr. Hsin-Ping Tsai, N.D.（蔡昕玶醫師），幫助我在資料上的搜尋與完整。

特別要感謝李德初醫師、游敬倫醫師與石佳弘醫師百忙中還幫本書監修，讓書中的內容更加完善與完整。感謝幫我寫推薦序的李德初醫師、游敬倫醫師、黃如玉醫師、歐忠儒博士，和推薦本書的江守山醫師與連永祥中醫師。

還要感謝藝人朋友郜智源的推薦，謝謝郜哥從我讀高中時就一直給我如兄長般的支持。

同時也要感謝我的病人們，給我寶貴的臨床經驗。

感謝名作家貓眼娜娜，在寫書的過程中給我中文修飾用詞上面的幫助，讓這本書更容易閱讀。

最後要感謝我的父母，對我在自然醫學之路上的支持。

這本書的完成，並不是只有我一個人的力量，因此，這是一本屬於大家的健康書，感謝大家。

王永憲

加拿大自然醫學醫師、美國自然醫學會認證醫師

晴康身心靈中心執行長，幻宇宙心流—量子轉化創始人

註：基於台灣法規的關係，王永憲博士現在並沒有在台灣從事任何自然醫學相關的看診與諮詢。基於對自我成長的要求與追尋，王博士目前提供的是能量相關的「量子深層意識轉化」身心靈服務，有興趣的讀者歡迎追蹤臉書粉專與社群，謝謝。臉書粉專「自然醫學博士王永憲」https://www.facebook.com/Dr.Wang.ND

# 第一章 自然醫學是讓你更貼近健康的關鍵祕密

在台灣，「自然醫學」是最近幾年才較廣為人知的名詞，然而它並不是一項新興產物，而是和我們漢方中醫一樣淵遠流長。相反的，我們熟悉的西醫也不過才擁有近兩百年的歷史。如果不是因為二次世界大戰時期抗生素的發明，使手術成功率提升，並在短時間內達到壓抑、消滅病毒之立竿見影的效果，西醫也不會逐漸成為主流。

主流醫學對抗疾病的態度是採取「壓抑」或「症狀排除」，因此後遺症就是：隨著時代演變，環保、工作與居住形態也在改變，加上西藥處方不當、抗生素和類固醇濫用等種種因素，人體免疫力下降，給了細菌與病毒演化的空間；疾病變得越來越強大，且越來越讓醫者感覺窮於應付。經過約兩個世紀的考驗，全球慢性病、新生成疾病蔓延的結果，就是讓人們漸漸對治標不治本的主流醫學失去信心，轉而投向以追求健康、健全為根本的自然醫學。

科技發展雖然一日千里，生活在二十一世紀的我們，雖然能享受更便利更舒適的生活，然而大量電子設備與環境污染所帶來的影響，卻也在在傷害我們的健康之本。當你感到不適，覺得自己生病了，你該做的不是去把那些令人不快的症狀從表面「阻隔」掉，而應該停下來思考並檢視自己的生活，是否有什麼地方出了錯？如果你渴望更安全、無副作用的醫療方式，建立更有效且深入的健康基礎，自然醫學絕對是最好的選擇。

自然醫學是具有獨特性與廣泛性特色的醫療方式，強調的是「預防勝於治療」的觀念；因此，自然醫學醫師的治療，是在配合純天然物質和自然療法的方式下，支持並刺激人體與生俱來的生命力和潛能，來達到治病的功效。

自然醫學首要強調的是「治本」，也就是說，要先找出病痛的根源再加以治療，而不是只著重於治療表面的症狀。自然醫學醫師視病人為一個完整的個體，在諮詢的過程中，醫師會先仔細了解病人的生理、心理、精神及感情狀態後，方才展開治療計畫。

自然醫學醫師所使用的療法包括：臨床營養學、西方草藥學、同類療法、針灸、中醫、物理治療、能量療法、量子能量檢測分析、水療、螯合療法、花精、生活以及心理輔導與情緒平衡等。

## 治病，別忘了先找原因

大部分的人都會把「生病」看成很負面的事，一旦不適就一心一意想排除它，可是卻往往不知道疾病或身體出現異常徵兆，其實是一種「訊息」：它可能在提醒我們該休息，或者外在環境對人體有不利影響。因此，認識自然醫學的同時，你也必須建立正確的疾病觀，了解打針吃藥的治病之道，不代表就能換來健康圓滿的人生，而是應該從根本入手，找出疾病生成的源頭。

從自然醫學的觀點來判斷，人之所以無法保持健康，不外乎以下原因：

### ❶小心病從口入

錯誤的飲食習慣與進餐時間，都容易讓吃下去的營養反而成為身體的負擔，這其中包括食用不新鮮或有毒物質，暴飲暴食，食用過量的脂肪、鹽或糖類，以及營養不均衡，依賴速食與食物中含有過量的防腐劑、添加物等等。

### ❷留意生活作息

電燈的發明改變了人類的作息，我們在任何時候都可以決定自己要清醒或是熟睡，再加上電視、網路等科技品的發展，人的作息越來越不正常，越來越違背大自然的定律，熬夜爆肝的生活或日夜顛倒的作息對現代人來說已是常態，也因此就更容易導致免疫力下降，給疾病生成的空間。

### ❸先天體質差異

每個人因為基因組合上的不同，體質會有差異。因此，同樣的病毒或等量毒素，會因為每個承受者先天體質的不同，產生不一樣的結果，或不同程度的影響。例如：一個先天呼吸系統較弱的人，和一個呼吸系統正常的人，吸取等量的二手菸，體質較差者產生病變的機率必然會高過體質較優者。

### ❹壓力是萬病之源

心理和生理會互相影響，因此如果沒有健全的心靈，就很難擁有健康的身體。現代人大多生活在水泥叢林，為了生計，長時間處於高壓的生活環境，過度操勞自己的身體，因此這些累積下來的外在與內在的壓力，都會讓我們的身體感到不堪負荷；當人體得不到足夠放鬆和休息，就可能啟動自我防禦的本能，讓你透過「生病」來達到休養的目的。（歡迎閱讀我的另外一本著作《不開心，當然會生病》，了解更多情緒與疾病的關聯）

**❺負面能量影響**

宇宙本身就有其磁場與能量，這看似無形卻實際存在的能量，也有分正面與負面，會給人體帶來不同的影響。在傳統的風水學裡，常常會講到「煞氣」對人體的壞處，乍看雖有點迷信，但其實卻可用科學解釋。舉例來說，過分吵雜的環境被風水師稱為「聲煞」，噪音會影響聽力和腦波，讓人容易處於緊張之中，長期下來就會破壞健康。而電波與磁場很有關連性，因此當會產生幅射的科技產品，如電腦、微波爐、高壓電塔，越貼近我們的生活，就可能對人體健康產生不良的影響。

**❻外在環境毒素**

科技的高度發展嚴重破壞了自然生態，因此在空氣、土壤、飲水中，含有越來越多的毒素。例如，空氣污染會形成酸雨，進而污染水源和土壤，人們在長年攝取和接觸這樣的農作物和飲用水之下，毒素就會累積在人體之中，成為疾病起因之一。

**❼其他外來因素**

外來因素包括病毒入侵和意外傷害等。例如，與重感冒患者交談或共處一室，就有可能被病毒傳染而感冒；不小心跌到了或是遇到車禍等意外，都屬於外來的一種傷害。

每個人會因為上述不同因素的總和，而產生不同的症狀與不適。自然醫學醫師要做的工作，就是把問題的原因找出來，並做出排除與平衡。**只要能調整好情緒，把毒素排除體外，並且提升免疫系統，身心靈自然就會維持在最健康的狀態。**

## 認識自然醫學的六大原則

強調預防保健，在治療上追求天然且不造成人體負擔的自然醫學，在行醫的哲學思想上有以下六大原則：

**❶無害才能無病**

自然醫學理念尊重人體的循環與自癒能力，在幫助病人回復健康的療程上，以天然與不傷害人體的方式進行，其中包括草藥、同類療法、花精、水療以及種種不同的手法技巧，目的在協助人體痊癒並避免副作用；對於病症採取疏導而不壓抑的治療方式，同時也絕對不使用抗生素和類固醇等，或是像手術等侵入性的治療。

**❷善用自然與自癒力**

冬去春來萬物新生，大自然有其生生不息的循環之道。人也是自然的一部分，因此，人體本身也有代謝、自癒的能力。對自然醫學來說，疾病不過是人體機能的自癒系統受到干擾，只要移除這些負面影響，人體自然就會恢復健康。而醫師的角色是透過專業的引導來催化與輔助病人恢復健康。

**❸預防勝於治療**

自然醫學是一種講求「預防勝於治療」的醫學，因此比一般主流醫學更注重生活作息、正確飲食和壓力紓解。所以自然醫學不純然是為了「治病」，而是更加追求健康的生活態度。

**❹尋找疾病的源頭**

有別於主流醫學透過化學藥劑壓抑病況的治療方式，自然醫學講求找出病因，從根本進行治療。因為在自然醫學的觀點裡，生病不見得只是因為病毒與細菌的入侵危害，還包括了體質、免疫力、情緒與作息等複雜的生成因素，因此，自然醫學的治療是從根本還原人體的健康。

### ❺是醫師，也是導師

醫師的拉丁文「Docere」的原意是老師，所以自然醫學的醫師必須身負教育的責任，而非純粹為病人解決表面的身體不適。誠如自然醫學追本溯源的治療概念，醫師必須教導病人負起維護自己健康的責任，不能全然依賴醫生的療法與藥方，而是從根本改變不良生活習慣，才能真正遠離疾病。

### ❻身心靈的全人治療

自然醫學醫師在替病人看診治療上，除了肉體能達到除病痊癒，同時也強調心靈的平衡與安撫。因為自然醫學認為人體的身、心、靈是無法分割的，只要其中一部分出現狀況，就無法稱為真正的健康。於是，自然醫學比主流醫學更看重壓力的負面影響與情緒管理，我們相信唯有一個人能擁有強健的肉體和健全的心靈時，才是真正且全面的「健康」。

自然醫學醫師跟病人之間的醫病關係，和主流醫學是很不一樣的。一開始，往往自然醫學醫師對病人的健康占了80％的責任；漸漸地，病人會從原本的20％變成80％，甚至最後百分之百對自己的健康負責，自然醫學醫師永遠是輔助的角色。所以，在自然醫學診所看診，醫師跟病人的關係會像朋友一般，而並非像是只能遵從指令的乖學生。

# 自然醫學醫師簡介與認證標準

自然醫學醫師曾在北美洲的醫療界中獨霸一方，一九五〇年代，自然醫學的醫師人數總共多達一萬人左右。我們在醫學院所接受的培訓跟西醫有很多相似的地方，譬如基本的人體解剖學、生理學等等。跟西醫一樣，自然醫學醫師也需要經過最少四年的訓練與實習；同時，自然醫學醫師也跟西醫一樣，可以為病人做身體檢查，進行各種檢測、處方、接生以及小型縫合手術。

自然醫學醫師也會使用藥，只不過使用的是自然界衍生的藥品，基本上，自然醫學醫師所能處理的病症跟西醫是一樣的。當然，自然醫學醫師們偏好的治療方式，顧名思義是會自然一點的，像是飲食、運動、西方草藥、針灸、脊骨神經醫學、整骨、同類療法、水療法等等。

在第二次世界大戰後，擁有神奇治療效果的抗生素吸引了廣大民眾的注意，大家在初嘗甜頭後，變得只想藉由神奇的藥丸來治好身體的疾病，因此遠離了需要費時費力的自然醫學，而投入了西醫的懷抱。佛羅里達州的自然醫學醫師協會因此率先發起了請願活動，爭取開處方西藥的權力，但也因此使他們從此偏離了自然醫學的思想與哲理。接下來是另一場混亂：東岸協會的分部拒絕承認西岸自然醫學院的學歷，因為他們認為西岸的自然醫學醫師太注重脊骨神經醫學的手法（這跟脊骨神經醫學醫學院〔Palmer West College〕設立在西岸有很大的關係）；之後又衍生出許多立法上的問題，一連串的內亂與不團結，導致很多州拒絕發執照給自然醫學醫師。美國原本半數以上的州曾經給予自然醫學醫師執照，目前有發照的只剩下十幾州。大部分的自然醫學醫師被迫必須要與其他有執照的醫療人員合作，或者改變他們行醫的範圍與觀念。

除此之外，在阻礙自然醫學醫師合法化這點上，目前最大的問題，就是空中函授的自然醫學醫師博士學位。有的人只是到某自然醫學院上個營養學的短期班，便自稱是該學校畢業的自然醫學醫師，有的人則去網路上買了個自然醫學博士的資格。除此之外，近年來由中國移民到北美的中醫師們，在沒有管制的情況下，也自稱是自然醫學醫師。這些沒有經過專業訓練、到處充斥的冒牌貨，不但嚴重影響民眾對於自然醫學醫師的信賴，也因此讓受過正統訓練的自然醫學醫師發展空間更是雪上加霜。

截至二〇二一年中為止，北美洲經過認可的自然醫學院共有以下七所[1]（依英文字母順序排序）：

美國華盛頓州的巴士底爾大學（Bastyr University）
美國加州的巴士底爾大學聖地牙哥分校（Bastyr, Ssan Diego, CA）
加拿大安大略省的加拿大自然醫學院（CCNM）
加拿大不列顛哥倫比亞省的加拿大自然醫學院布薛爾分校（CCNM Boucher Campus）

美國伊利諾州的國家健康科學大學（NCHS）
美國奧瑞岡州的國家自然醫學大學（NUNM）
美國亞利桑那州的西南自然醫學院（SCNM）

正統的自然醫學醫師必須接受醫預科四年與醫學院四年，總共八年的醫療訓練。在北美洲，自然醫學院是獨立的醫學體系，就像是中醫、脊骨神經醫學、牙醫等，都不屬於西醫的體系。除了基礎的醫學科目以外，還要學習很多自然醫學獨有的學分，像是西方藥草學、同類療法、自然醫學思想與哲理、水療、中醫、臨床營養學等等，所修的學分其實比一般西醫的醫學院多更多。

只有在以上七家自然醫學院畢業的學生，才有資格考取證照。隨著北美洲各省或各州的政府管制，才有在當地行醫的資格。然而因為每個地區法規不同，一些限制與規則也會有所不同。

目前全世界各地都開始有自然醫學院的成立，包括北美洲、歐洲、澳洲、紐西蘭等。雖說北美洲在當今自然醫學的教育品質是領先的，但是在這個瞬息萬變的地球村時代，我認為北美洲的自然醫學並不應該因此獨大，不然跟當初主流醫學在戰後壟斷醫學市場的行為有何不同？每個區域的自然醫學，都會融入當地特別的思想與療法，進而形成獨特的經驗價值。

總之，我期望自然醫學的發展能在不久的將來更全球化、多元化，而不再受限於區域性的資格認證，讓無論出身何種體系（函授除外。透過函授課程取得自然醫學認證的醫師，由於缺乏自然醫學臨床經驗，因此，我完全不認同這樣不夠尊重病人的行醫方式），以及擁有良好醫術與醫德的醫師，都能被認可，且光榮地從事醫療行業。雖然，這目前只是一個夢想，但我想有一天是會實現的。

1：原美國康乃迪克州的橋港大學自然醫學院（UBCNM）在二〇一九年起關閉對外招生。讀者可至自然醫學院認證協會網站查詢最新的資訊。http://www.aanmc.org/

# 第二章　吃得好不如吃得巧

吃東西是人類的本能之一。透過攝取食物，人體能得到足夠的營養與能量，藉此維護生理機能，延續生命。然而，從醫學的角度來看，飲食的習慣、時間與內容，卻會對人體造成諸多不同層面的影響，例如：正確的食物在錯誤的時間食用，或者選擇了錯誤的搭配，吃下去對人體就可能帶來負面的影響。

# 吃得更健康的飲食法則

華人常說「醫食同源」，這表示透過飲食可達到養生與醫療的效果；更進一步來說，食物本身有所療效，但如果反之，吃錯了品項、組合和時機，也可能成為疾病生成的原因。現代許多人已經開始回歸吃有機跟無毒的食品，但往往忽略了「飲食組合」跟「進食時間」對身體健康的重要性，因此，在此分享自然醫學上更精確的飲食組合，以及進食時間差的影響法則：

## 飲食組合法則

請注意，「飲食組合法則」並不是指每天攝取食物的比例。人體的消化分為兩種形式：專門分解蛋白質的酸性消化，以及專門分解澱粉的鹼性消化。

蛋白質主要在胃部被消化，而澱粉則主要在小腸被消化。所以基本的食物「進食分類標準」，是要把蛋白質、澱粉、蔬菜分開的。當然，其實還有更嚴格的分類標準，不過在此只提一些常見的飲食組合，這樣的組合方式才能真正被落實。

蛋白質跟澱粉是壞的組合，理由是因為：足以分解兩者的酵素，其pH值在不同範圍，當蛋白質和澱粉一起被吃下去時，兩邊的酵素會出現互相干擾並抵

**【健康進食組合公式】**

蛋白質＋蔬菜＝好的組合（○）
蔬菜＋澱粉＝好的組合（○）
蛋白質＋澱粉＝壞的組合（╳）

## 如何正確組合你的食物

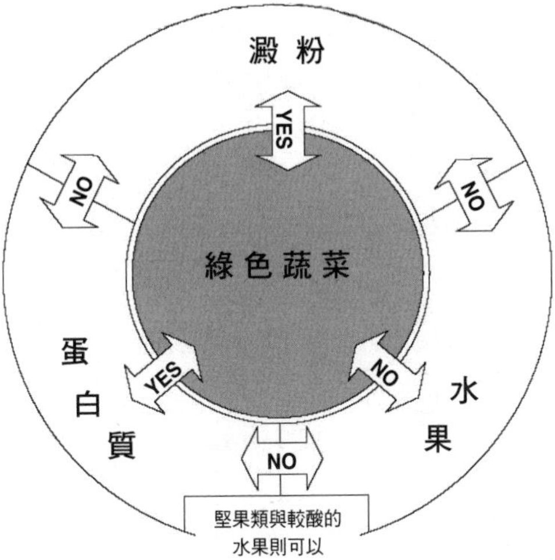


食物相容 基礎表格

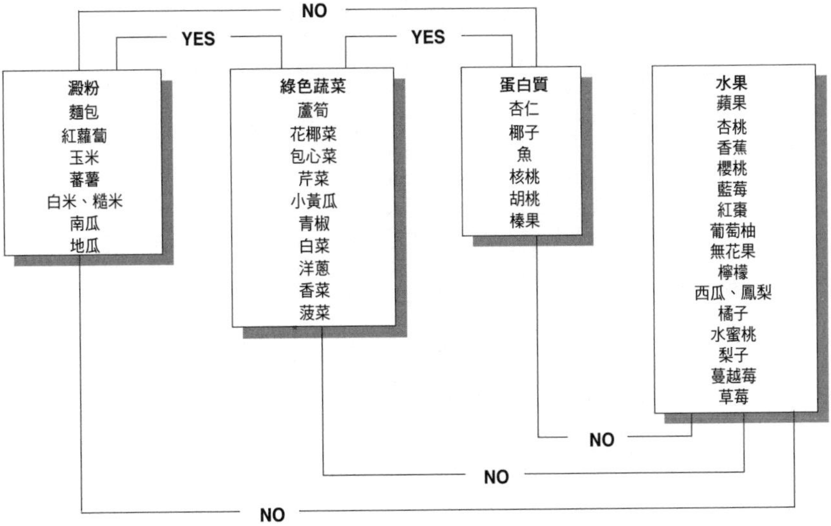

消效果的情況。

澱粉平均消化的時間是兩小時，蛋白質則是三小時以上，當兩者混在一起的時候，一定會增加食物在消化道停留的時間，後果就是腐敗的食物在腸道裡發酵，產生毒素。

當然，我們體內可以承受少量蛋白質與澱粉的組合，然而當我們遇到像一般用餐那麼大的量，就會沒有辦法處理了。這樣的組合容易導致消化不良，而這些不被消化的食物長時間累積在消化道，就會開始發酵並腐爛，造成器官負擔。

消化蛋白質的酵素（例如pepsin胃液素）需要比較酸性的環境才能確保正確的運作，消化澱粉的酵素則需要比較鹼性的環境；不過，不管是蛋白質或是澱粉，只要跟少量蔬果（尤其是生蔬果）同時攝取，都會因為蔬果裡面的豐富酵素而使食物的消化更快速，當然，攝取蔬果同時也會讓我們補充了膳食纖維。此外水果則建議在飯前半小時或飯後兩小時攝取。

## 食物攝取時間法則：晨酸夜鹼

也許讀者從來沒有注意到，人體是個「排酸體」，我們呼出去的氣體、排出體外的尿液和汗水，其實都是酸性的。人體的酸鹼值在一天當中都會變化，早上比較酸，晚上慢慢變鹼。所以，我們進食的品項和時機搭配，也應該以「晨酸夜鹼」為大原則。

身體對於高油、高蛋白、低纖維的飲食，最好的消化時間是早上七點到下午兩點之間；而下午兩點以後，身體則對於少量澱粉及蔬菜的消化比較在行。蛋白質是酸性食物，所以，這類食物在早餐及午餐攝取，下午之後攝取鹼性食物，對於睡眠比較有幫助。

想像一下你吃完高澱粉食物之後的感覺，會覺得想睡覺是因為你的身體變鹼了。我們睡眠時除了需要褪黑激素以外，還需要大腦的pH值呈鹼性，才會更容易安眠。當身體在我們睡眠時修復和清理腸道時，很自然地，身體會慢慢的變成酸性，並讓我們清醒過來。

可是，當我們吃錯食物的組合，或是進食時間不對，會干擾到身體運行的循環。比方說，早餐吃水果會讓身體變得比較鹼，很容易太早就想睡覺，反而需要靠咖啡、茶或澱粉食品的刺激來保持清醒。反過來說，若晚上才吃比較豐盛（即高油、高蛋白、低纖維）的一餐，體質會變得太酸，而導致身體無法在睡眠中得到該有的恢復。不過，如果是少量多餐，對身體酸鹼質的影響就不大，所以在許多醫學角度的健康飲食概念推廣中，才會不斷強調少量多餐。

總之，進食時間與作息調整之間，有著超乎我們想像的關連性。在正確的時間攝取適合的食物，會促進身體正常作息與代謝；而健康的作息會給身體足夠的時間去消化與吸收，以達到良好的健康循環，兩者相輔相成。

**【晨酸夜鹼飲食法】**

| | |
|---|---|
| 早上7點到下午2點 | 高油、高蛋白、低纖維 |
| 下午2點之後 | 少量澱粉及蔬菜 |

## 80／20法則

但是，怎樣的飲食組合是身體最適應並接受的呢？答案是「80／20法則」。以蛋白質和澱粉的比例而言，無論是80％澱粉對比20％蛋白質，或是80％蛋白質對比20％澱粉，都是身體可以適應的攝取比例。

為什麼呢？即使是肉食性動物只吃肉，肉裡面也包含了糖原（glycogen）。糖原是可以快速被身體轉換、並且儲存到肌肉裡的一種澱粉。而相對的，很多蔬果裡也含有少量的蛋白質。所以由大自然裡的食材分布來看，80／20法則是最符合自然的飲食法。

舉例來說，如果我們去燒肉店時吃掉了約四百公克的牛肉，但是又覺得不夠飽，這時如果你想吃烤年糕、白飯等澱粉類，就不宜超過一百公克，否則你的進食比例會容易造成消化負擔。

其他種類的食物也是一樣，請盡可能在攝取比例上拿捏好「80／20法則」。當然，如此的飲食習慣也許跟你之前用餐時很不一樣，甚至你並不覺得過去均分的比例（可能是一份白飯配上等量的肉類及蔬菜）對身體有什麼影響；而消化系統需要長期的觀察與調養，當你身體狀況還不錯的時候，當然可以給自己小小的偷懶空間，但是如果你夠關心自己的身體，願意靜下心來多多傾聽自己身體的訊息，你會發現，其實很多時候，我們的身體已經發出了些許抗議，只是你沒注意到而已。

而正確的食物進食組合，也可以幫助身體把原本可能造成不適的不耐原或是過敏原更加速的分解，減低身體對於過敏原及不耐原不適的反應。不正確的食物組合，會讓細菌更容易孳生，當細菌分解食物時，不但會留下毒素和垃圾給人體，而且還會產生組織胺。美國人平均每人腸道裡有著二至四公斤沒有消化完全的肉類，這還不包括宿便的重量喔！（傳說中的宿便王可是重達十公斤以上呢！）

我曾經有一位病人患有消化不良，不管我怎麼勸說，他都不肯配合改善飲食，也不肯吃的比較健康。我後來唯一要他做的，就是改變食物進食的組合，不到三天，他消化不良的問題就改善了。

由此可見，正確的食物進食組合真的是太重要了。身體的療癒起始於消化系統的有效率化，即使目前沒有感覺到任何消化上的不適，錯誤的食物組合仍然會降低身體對食物的吸收。當我們能夠有效的讓身體消化食物，就能提升營養的吸收率，被我們吃下去的食物才真正有存在的意義，而不會被浪費掉。

至於脂肪要放在飲食組合的哪兒呢？脂肪在胃裡的時候，形態不會改變太大，直到小腸的時候才會被膽汁分解。大自然的食材裡，脂肪沒有單獨存在的形態。原始人攝取的脂肪來源是來自動物的肉，幾千萬年前也不可能出現一塊純脂肪的物體，跟蔬菜或穀類放在一起，因此人類的身體從來就沒有同時消化脂肪跟澱粉的機會與能力，直到今日也仍然沒有。所以，在80％法則中，脂肪是歸在蛋白質裡面，而且脂肪一定要跟蛋白質一起組合，在消化的過程中有加成的效果。

**【毒素在身體的循環】**

當飲食習慣不正確導致消化不良時，毒素會開始在身體裡面循環。以下是毒素在各個器官循環的順序：

消化系統 → 大腸 → 肝與膽 → 腎與膀胱 → 肺 → 循環（血液、淋巴）→ 脾與心臟 → 肌肉與軟組織 → 脊椎 → 大腦與神經系統 → 內分泌器官 → 消化系統

# 食材攝取停看聽

相信讀者已經漸漸了解，食材絕對不是吃越多或吃越高級（昂貴）就會換來健康長壽，相反的，如果忽略飲食攝取上的許多小細節，吃多了反而會造成身體的負擔。那麼，有哪些食材是我們在攝取時應多加留意的呢？

## 豆類

豆類通常是對消化系統略帶挑戰性的食物，而且容易導致過多的放屁。最好是一次攝取單一種的豆類，而且要搭配其他食物，才不會導致消化不良，尤其以含有較高澱粉酵素的食物，特別有幫助。

此外，烹調前先把豆類浸泡過，或是發芽過後的豆類，都比較容易消化。

## 麩質蛋白

麩質蛋白（Gluten）對人體產生的不適，主要是會讓小腸的免疫系統過度反應，導致腹瀉等。Gluten也可以翻譯成麵筋，但這可不是吃稀飯時常見和花生一起滷香的小菜，而是穀類裡的蛋白質成分。

麩質蛋白多見於小麥、黑麥、大麥、燕麥等，不過問題來源大多是來自小麥，因為近年來農人們為了讓小麥裡含更豐富維他命B群的麥麩及其他營養，他們透過混種與品種改良使得小麥裡面的麩質蛋白大幅增加。麩質蛋白也是製作可口美味的蛋糕、披薩鬆脆的麵皮時所不可缺少的重要成分，因為它具有膠黏、使麵團產生彈性的功能。

消化系統較弱的人，請特別留意日常飲食中的麩質蛋白。除了控制穀類產品的攝取量，麩質蛋白也常會隱藏在罐頭、濃湯等食品中，因此採購時別忘了多加注意食品上的成分標籤，看看是否有麩質蛋白（Gluten）添加物。

## 乳製品

關於乳製品，很多自然醫學的專家都已經提過了：深入民心的「牛奶信仰」，以為攝取牛奶等乳製品是鈣質唯一來源，對人體有諸多助益，殊不知其實是一場國外酪農業的商業陰謀。

在《牛奶，謊言與內幕》一書中就提到，經由醫學證實，過量攝取牛奶中的生長因子，可能會帶來過重、肥胖症、糖尿病的風險，以及使乳癌和前列腺癌罹患率增高，過敏反應、耳鼻喉堵塞、消化性問題，或者罹患影響神經系統、皮膚、小腸或結腸、關節的自體免疫疾病等風險。

除非你本身的血型是B型或是AB型，這兩種血型的人天生體質對牛奶有較好的消化力，其他的人都應該盡量避免攝取乳製品；小魚乾和豆腐、綠色蔬菜，都有更勝乳製品的含鈣量。

此外，若是乳糖不耐症的體質，無論任何血型都不適合攝取乳製品；也許你不知道，80％以上的東方人都是這樣的體質，只是程度輕重上有所不同。

如果真的要喝，最好還是喝生的牛奶，消毒過後的牛奶其實反而比較難消化，然而，這又容易產生衛生方面的問題。比起低脂或脫脂牛奶，全脂牛奶裡的脂溶性維他命，反而會降低長期喝牛奶導致的相關罹癌機率。

總之，牛奶是給小牛喝的，因此人類真的不適合喝牛奶。

## 易導致脹氣與放屁的蔬果

你以為只要是蔬菜水果都是安全的嗎？不盡然。

蘑菇、花椰菜、白菜、甘藍菜，還有芸苔屬植物（小白菜、結球甘藍、芥菜等等），以及葡萄、櫻桃和部分豆類，這些食材都含有棉子糖（raffinose），當這些食物在腸道發酵時，會導致脹氣，造成消化不良。解決之道就是在食用前先補充酵素；或是單一攝取，跟其他的食物分開吃，讓身體有特別處理它們的時間。

## 油品與脂肪

脂肪類的食品跟蛋白質一樣，白天攝取會比晚上來得好。在水煮、快炒青菜或生菜上淋

**【在飲食攝取上的其他小叮嚀】**

- 多攝取有機的食品。有機食品跟平常食品會有 10 ～ 15 倍的營養差，而且沒有農藥與殺蟲劑的污染。
- 穀類、豆類、種子類等食材，最好在烹調前先在室溫下用水浸泡 6 ～ 8 小時，排除「植酸」（存在於全穀類、豆類、核果類及種子中，能與鐵質結合，大幅降低鐵質的吸收）以及酵素抑止者（enzyme inhibitor），可使五穀類更容易被人體消化與吸收。
- 喜歡食用美乃滋者，可以試著到進口有機食品店尋找 Vegannaise，會滿足你對口腹之欲的追求，並能降低身體負擔。
- 選購油品時應以葡萄籽、橄欖油為主。避免氫化油或任何含有氫化油的食品；並且注意不要買透明包裝下易於變質的油製品。
- 喜歡吃優格者，應避免買裡面有水果的，因為這樣的組合容易導致消化不良。
- 用餐時原本搭配牛奶作為副餐的習慣，試著以豆漿、米漿、杏仁霜、燕麥粥等產品取代。

一些橄欖油，生菜沙拉可以加沙拉醬汁，可是請記得，比較油膩、高蛋白的飲食，還是在下午兩點以前吃完比較好。

在油品選擇上，應選購初榨的油。也不要買透明瓶裝的油，因為紫外線會導致油質氧化。北美洲的自然醫學比較推薦橄欖油和葡萄籽油，這些在台灣的進口超市都可以買到，或者在地生產的苦茶油也是絕佳的選擇。

除此之外，含有Omega-3的油，像是亞麻油、月見草油、琉璃苣油、南瓜籽油、深海魚油等，都是均衡飲食中不可缺少的油品。

另外，請注意烹調時不要過於高溫，當油開始冒煙就代表已過度氧化，變質後的油品對人體有害。

## 濕與滑的食物

這裡提到的濕與滑跟中醫論點並無關連，只是純粹在形容食材本身的物理性質。當食物過度烹調時，食物中的水分會大量流失，纖維素也會因為高溫而被破壞，因此最好避免傳統中菜大火、乾燒的烹調方式；雖然這樣煮出來的東西很好吃，但是卻對促進人體健康上沒有任何幫助。

飲食攝取上應該盡量以可生食、高纖的蔬果類為主，並多吃比較「濕」，也就是含水分較多的食物。例如：洋芋片和吐司是乾的食物，全穀類和蔬菜是濕的食物；與其吃麥片，燕麥粥會是更好的選擇。另外，亞麻籽、秋葵等偏濕滑的食物，都有助於腸道健康。

身體病症比較多的人，在自然醫學裡較建議先從排除食物不耐原與過敏原做起。最簡單也最便宜的飲食，就是以下的幾種食材：糙米、蔬菜、魚、雞肉和橄欖油。

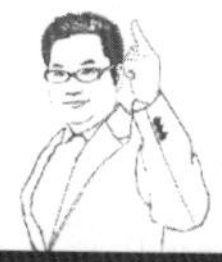

Dr. Wang 怎麼說

## 慢食

之前我的部落格提過慢活，也被新聞媒體採訪過關於慢活的話題，不過因為剪接的關係，講到慢活卻沒有提到太多關於「慢食」。怎樣才是慢食呢？在此跟大家分享一下我的心得，慢食，最簡單的解釋就是「慢慢吃」。

慢慢吃就是大家最常聽到的，食物需咀嚼大約二十至三十下再吞下去。但是，為什麼要這麼做呢？從生理的角度來看，咀嚼食物可以讓口腔裡的澱粉酵素充分把食物分解，降低胃腸的負擔並提升吸收率。如果吃得太快而沒有仔細咀嚼（往往是因為趕時間或緊張），就容易導致消化不良，甚至胃潰瘍。

可是，這樣單純出自健康機能的理由，聽起來實在很乏味啊！最近幾年整個世界都掀起一波「樂活」美學風潮，人除了追求生理上的滿足，也開始追求心靈層次的提升，所以我認為，慢食就會讓你感到幸福！而且也因為進食的速度變慢了，味蕾可以更深刻體會出食材本身的味道，慢食也會放大味覺、嗅覺的感官感受力，讓平凡的食材展現出不凡的新滋味。

吃東西速度快，是我從小養成的習慣。剛移民加拿大的時候，我們很愛去當時溫哥華的第一家「吃到飽」餐廳，叫做「威利叔叔」（Uncle Willy's）。我們家三個男生常常和我的表兄弟，一起到「威利叔叔」展開一場炸雞大胃王比賽。其實現在回想起來，並不是那裡的炸雞多麼吮指美味，只是因為同儕壓力，才陪他們練就了一身快吃神功。

我和「慢食」第一次相遇，是因為一條烤香腸。

夜市路邊攤烤得熱呼呼、油滋滋又充滿蒜香的香腸，往往刺激我嚼個兩三下就迫不及待吞下肚。然而，有天我不知哪根筋不對，手拿著香腸正要送到嘴裡時，突然有個念頭想慢慢品味它。於是，就在我慢慢的咀嚼，讓整個口腔都充滿肉汁和細碎的肉質纖維時，我發現香腸出現了一個我之前從未發現的味道——原本單一口味的香腸，出乎意料地蘊藏著無比豐富的層次，而且，越咀嚼越見好滋味，彷彿一道不到最後不輕易讓人解開的謎題。（雖然香腸並不是很健康的食物！）

當時我的心情很複雜，一面感動於食材的奇妙，一面感慨於，如果這樣的飲食態度真能讓平凡的料理更昇華，那我之前的人生到底錯過了多少美食啊！全部都被囫圇吞棗給浪費掉了！

於是，我開始「慢食」。這理由並沒有太偉大的健康哲理，我不過是想要滿足口腹之欲，更加倍地去享受食物的美味而已。

你或許會想問：難道，這樣不會越吃越多、越吃越胖嗎？其實不然。這麼說好了，同樣的時間內，我們可以迅速地吞掉三塊肉片，也可以慢慢地、細細地品嚐單一肉片的口感與美味，而滿足感絕對是後者取勝。而且，腸胃傳達「吃飽」的訊息到大腦，約莫會延誤十五分鐘左右，在慢慢用餐的情況下，就不容易讓腸胃超過所能負荷的食量。

反之，如果吃的太多太快，等大腦感覺到飽的時候，往往是腸胃已經吃到撐的狀態了。據我的觀察，慢食可以減少大約20％到40％的食量喔！而且，也因為慢慢地吃下蛋白質和青菜就已達到飽足，反而讓人不會攝取過多的澱粉（其實穀類並不是很適合人體，因為原始人並不會耕作，穀類是很近代才成為人類的主食）。

而且，吃的變少了，這才是真正節能減碳愛地球的行為！食色性也，不管是吃或是性愛，都應該是一種「在乎過程勝過結果」的「慢享受」。但願大家除了為健康拼命約束自己，也能真正把吃當成一種生活品味，並非單純填飽肚子的動作，如此一來，你才能透過「慢食」吃出食物的真滋味，活出人生的新感覺。

## 吸收才是關鍵

截至今日，所有的研究都指出：「要有健全的身體，就必須依靠身體各系統與組織之間，平衡並且完美的合作。」消化系統就是其中最為重要的，即使是最低等的生物也能擁有完整的消化功能；一個平衡的腸道環境，關乎其他所有器官的健康與否。

很多人在諮詢後會很心急的問：「有沒有什麼健康食品可以吃，讓我的問題趕快改善？」我通常都不會在一開始就建議任何健康食品。因為我更在意的是，病人睡得好不好？以及排便的次數、時間與量正不正常。

在後面篇章會詳述「好轉反應」對身體復元的影響力。此外，睡眠好，身體才有進場保養修復的機會；如果排便不正常（一天至少要兩、三次排便才算正常），就表示消化能力有問題。

這時，主流醫學與自然醫學的分野就愈發明顯了。

從主流醫學的角度來看：有吃，就是有攝取；故事到此結束。

但是，在自然醫學裡面：有吃，是攝取，但並不代表身體有吸收。當身體的消化吸收能力有問題，不管吃下什麼東西都反而造成身體負擔；並且，原本應該使身體變得更健康的健康食品，有可能反而成為毒素，花費的金錢與攝取的心可說是百分百浪費掉了。

平常大家常聽到一種說法：「你，是你吃出來的。」但是，我想可以更進一步的說：「你，是你所消化吸收出來的。」因為「能吸收」才是健康的真正關鍵。

為什麼我會這麼說？其實，透過下列消化不良所產生的後續反應流程，相信讀者一定會了解：

**消化不良↓引起腸道中毒（產生毒血）↓滋生細菌、真菌、念珠菌、寄生蟲等等↓腸道益菌生態被破壞↓產生腸漏現象↓導致慢性疾病**

可見，常見的消化吸收不良，某種程度上就等於疾病根源，讓人不可小覷。

那麼，要怎樣才能有良好的吸收呢？

良好的吸收一定伴隨著良好的排便習慣。能夠讓排泄系統正常運作的方式，除了自然醫學中一再強調的身心靈完美平衡以外，從落實層面來看，要透過食物組合法跟多喝水，另外我在加拿大自然醫學院的老師，則用了一個很簡單的英文單字點出重點：「HOPE，希望。」因為，消化道運作正常，健康才有希望。

組成這個單字的字母，其實是以下四大要素的字首：

H——High fiber：**高纖**

O——Oil：**好油**

P——Probiotics：**益生菌**

E——Enzyme：**酵素**

接著讓我們一起來解析「H、O、P、E」與健康腸道的關係。

## H——High fiber 高纖

纖維素（也就是一般所稱的膳食纖維）雖存在於植物中，但它不含「養分」，只是一種結構近似澱粉、不被消化的多醣與木質素。雖然纖維素不被歸類在六大營養素之一，但是對人體的正常運作也扮演了不可或缺的角色。

我們每天需要的膳食纖維是三十至四十公克，但是大部分美國人攝取量為十二至二十公克；根據台灣食品衛生處的資料顯示，台灣人平均的纖維攝取量更不到十公克。因此，這都大大地延長了糞便在體內的時間，容易影響腸道健康。

而纖維素的功能更是十分多樣化，除了縮短糞便在體內停留的時間，還可促使膽汁更容易從身體排出、增加飽足感、幫助減肥、吸收毒素、增加短鏈脂肪酸生成、穩定血糖、增加胰島素的分泌、降低膽固醇，進而可以避免心血管疾病及第二型糖尿病等等。

**纖維的種類**

纖維可分成兩種：一種是水溶性纖維，顧名思義就是可以在水中被分解的；另一種當然就是不可溶性纖維。

水溶性纖維（包含蘋果果膠、洋車前）會溶在水裡變成膠狀物質，可與膽酸、膽鹽結合，降低膽固醇，預防心血管疾病。另外，水溶性纖維可以減少醣類的吸收，調節胰島素的分泌，讓血糖不會迅速攀升，延長飽足感，這也是許多人透過吃「寒天（洋菜）」來減肥的背後原理。

非水溶性纖維（包含純纖維素、小麥胚牙等）其遇水膨脹的特性，除了帶來飽足感，功能更像是掃把一樣，可以清除附著在腸壁上的廢物（宿便），讓腸道裡的毒素無法作用，並且加快糞便排除的速度。

## 纖維素與水分缺一不可

這幾年養生風潮大起，大部分的人都已經知道要多吃點纖維了。尤其廣告中大肆宣傳油切解便效果，所以有便祕的人大多會攝取水溶性的纖維；但若仍然三餐大魚大肉，反而會造成更多的問題。因為水溶性纖維會從我們的腸道中抽取水分（洋車前吸收水分的力量是自身重量的四十倍，而寒天是兩百倍），會讓便祕變得更嚴重；而且，水溶性纖維也會造成一般腸道中的壞菌過度成長，使身體缺少維他命 $B_{12}$，增加腸道裡面細菌生成的毒素。此外，過多的水溶性纖維還會增加腸道的滲透度，改變腸道裡的環境，容易導致胃癌或是大腸癌。所以，當吃多了膳食纖維但是排便反而變差的時候，就代表你身體的水分不夠了！請記得，**膳食纖維的補充跟水分一定要搭配在一起，缺一不可**。

亞麻子的水溶性與非水溶性纖維有很好的比例，是一個很好的選擇。而全麥高纖食品如果沒有經過正確的烹調，也容易傷害到脆弱的小腸絨毛，進而影響養分的吸收。

一般錯誤的資訊是認為「纖維會幫助排便」。服用大量纖維的目的，是利用它來促進腸道的蠕動，幫助糞便往前推擠；但是，纖維本身並不是瀉藥，也不是減重或排便的萬靈丹。

### 纖維攝取法

最好方式就是攝取不同種類的纖維，來達到水溶性與非水溶性纖維的平衡。可以混合穀類（燕麥、糙米、全麥）、豆類等等，水果類以蘋果跟莓類的纖維最豐富。

烹調穀類之前，最好能浸泡十二至二十四小時，除了可以讓穀類軟化好吃以外，還可以把穀類裡面的肌醇六磷酸鹽（phytates）排出。肌醇六磷酸鹽存在於全穀類、豆類、核果類及種子中，能與礦物質結合，大幅降低身體對礦物質（像是鈣、鐵、鎂、鋅）的吸收，導致礦物質缺乏；因此，少了肌醇六磷酸鹽，身體對養分的吸收率才會提升。

## O——Oil 好油

關於油的好壞，大家已經被食用油和有機產業的業者談到耳熟能詳了，所以在此僅簡單說明：

### 脂肪可以幫助排便

基本上，飲食中的脂肪有三種：飽和脂肪（動物油、熱帶植物油）、單元不飽和脂肪（橄欖油、花生油）、多元不飽和脂肪（Omega-3、Omega-6）。要保持身體健康，需要這三種脂肪的平衡，其中有一樣不平衡，身體就容易出問題。

過去數百年來，西方的飲食多攝取動物性脂肪，Omega-3與Omega-6攝取的最少，且兩者之間嚴重的不平衡；正確的平衡應該是1:2到1:4，但目前一般人攝取的比例為1：10到1：30。不平衡時，身體的賀爾蒙與新陳代謝就容易出現問題。不過，要回復平衡很簡單，只要多攝取Omega-3的食物，像是魚、蔬菜、亞麻子油等就可以了。

值得一提的是，傳統大家都認為Omega-3與Omega-6對心血管健康是有助益的，不過哈佛大學的營養學家瓦特·威利特醫師（Walter Willett）在二〇〇七年心血管期刊（Journal of Cardiovascular Medicine）裡面指出，在人體中，Omega-3、Omega-6與心血管健康並沒有什麼關聯性。

遇到排便不順的問題，通常我們會注意要在飲食中加強高纖、益生菌、酵素，以及多喝水，但往往最容易忽略「油」的影響（指純粹的脂肪來源，經過煎炸、燒烤、高溫烹調等方式處理過的變質油類不納入討論）。脂肪可以潤滑腸道，而且讓糞便軟化，進而幫助排便。不過當我們使用油來幫助排便時，最好找含有脂肪分解酵素的產品，來幫助把油分解成身體所需的必須脂肪酸。

## 脂肪真的不能碰嗎？

現代人想追求健康，常常以為只吃蔬菜水果和穀物就會健康，對於肉類及動物性脂肪則危恐避之不及（尤其是愛美的女性），其實，肉類的脂肪並不可怕。問一個很簡單的問題：對於香噴噴的焢肉，如果不必考慮吃了會有心血管疾病或變胖等因素，而你又剛好喜歡吃，你一口氣能吃下多少量？

相信再喜歡且無顧忌的人，一餐也吃不了多少焢肉、東坡肉這樣的料理，因為吃多了會感覺膩口。但是穀類呢？剛煮好的香甜白米飯，很多人一口氣可以吃好幾碗，或者隨時隨地買個麵包當點心。因為我們人體雖然會對過量的脂肪產生反抗，卻對過量的澱粉沒有抵禦機制，往往我們吃著美味的澱粉製品達到飽足時，其實已攝取過量了（這再次證明澱粉不適合人體）。

殊不知，這些澱粉轉換成醣類進而生成的脂肪，其分子比動物性脂肪經由腸道吸收分解來得大，更容易堆積在血管和體內不被排出，形成心血管疾病的元兇。所以，如果仔細了解許多中風、高血壓、心臟病病人的飲食習慣，未必都是因為吃了過多的動物性脂肪；其實神不知鬼不覺會轉換成脂肪的澱粉類，才是我們真正該留心的健康殺手。

**【什麼是好油？】**

❶ 初榨油品。
❷ 冷壓油品。
❸ 烹調不宜超過冒煙點，以避免氧化。
❹ 不使用氫化油。
❺ 收藏油品時，除了熱帶植物油不需要冷藏，其他的一定要冷藏。

## P——Probiotics 益生菌

益生菌是一九〇八年諾貝爾獎得主、蘇俄科學家艾力．梅奇尼克夫（Elie Metchnikoff）所發現的。當時他注意到保加利亞有很多超過一百歲的人瑞，研究之後發現，這些人瑞的腸道裡有著從當地自產的優格而來的好菌（也就是後世大家常聽到的保加利亞菌）。從此，人類的健康知識就跟益生菌有著密不可分的關係了。

益生菌，就是生存在我們腸道、但卻不會引發疾病的細菌。而且還會幫助身體抵抗不好的細菌，例如念珠菌。人類使用益生菌來幫助消化的歷史，最早可以追朔到三千兩百年前，當時的伊拉克人就開始食用發酵的牛奶，以及製作乳酪。

除了保加利亞菌，目前大家常聽到的益生菌有：Lactobacillus acidophilus（乳酸桿菌）、Lactobacillus paracasei（俗稱的LP33菌）、Bifidobacterium bifidum（比菲德氏菌）等等。當腸道益生菌的生態是健康時，它會清潔腸道並且處理腸內的壞菌，進而幫助養分的吸收。

益生菌的攝取有兩個必須優先考量的原則：何時服用？服用多少？

通常，益生菌最好在飯後吃，因為益生菌生命脆弱，飯後胃部酸度較低，益生菌比較可以存活進到腸道。不過，如果是標榜抗胃酸的菌種，就不用擔心。

不過我認為，**在兩餐中間、胃酸比較沒有分泌的時候補充益生菌，並搭配很多水一起服用，才是最好的**。建議量是每天最好至少能補充約二十到四十億左右的益生菌，當身體狀況比較差時，可以補充一百到一百五十億。以這個數量來算，假設吃下去的益生菌只有10%能幸運的存活到腸道，那每天要喝多少瓶市售優酪乳才能達到我們要的效果啊！

## 菌種多就一定好嗎？

大部分的益生菌像是乳酸桿菌、比菲德氏菌，沒有辦法在室溫下存活太久；而有些菌種則是可以生存在室溫。當益生菌的廠商把太多的菌種混合在一起時，就會產生問題——需要被冷藏而沒被冷藏的益生菌，可能不會馬上死去，但是在架上放久了，效果一定會減弱許多。如果益生菌都死光了，你吃下去後自然也不會有任何幫助。

要怎麼知道益生菌還有沒有效？放一點到牛奶裡，看會不會變成優酪乳就知道了。

所以，基本上要冷藏的益生菌，只能跟其他需冷藏的種類搭配使用；反之亦然。而過多的菌種進到人體內，也會有互相競爭干擾的問題存在，所以，菌種多不一定是好的。我建議只要至少有三種就可以了。

益生菌的挑選應以高濃度、高劑量為原則，因為產品進入消化道之後，還要通過胃酸、胰液、膽汁等各種酸鹼消化液的考驗，才到達小腸、大腸。同樣的，每個人適合或缺乏的菌種不同，可以多方嘗試找到適合自己的益生菌（或使用O環檢測法判斷，詳見96頁）。

怎麼樣算有效呢？當你發現排便的次數增多，或是糞便顏色變淡、糞便較軟、臭味較少，就是益生菌有效囉！但是，**請注意，益生菌吃多一樣也會破壞腸道生態**。如果三天到一星期內沒有看到排便改善，就要換別的種類；然後當排便次數達到一天三次時，維持那樣的攝取量就可以了。

附帶一提，寡糖類跟膳食纖維能提供腸益菌繁殖的營

**【益菌對於腸道的十大好處】**

❶ 增加身體免疫力。
❷ 製造酵素增進食物營養吸收。
❸ 改善過敏。
❹ 促進腸道蠕動。
❺ 平衡腸道菌叢生態。
❻ 促進維他命合成及酵素產生。
❼ 幫助排便順暢。
❽ 製造維他命A、B、K。
❾ 製造乳酸，幫助直腸酸性化。
❿ 製造丁酸，給予腸細胞能量。

養。含有寡糖的食物有菊科蔬菜，如茼蒿、A菜及牛蒡，水果則多含果寡糖，優酪乳含乳寡糖。

錠狀的益生菌產品裡通常只有死菌，因為錠劑的製作過程會產生高熱，殺死益生菌。所以一般來說，絕對不要買錠劑的益生菌；而粉狀好過膠囊，如果手邊的產品是膠囊，不妨把膠囊打開直接服用。

最後，在排毒的過程中，若能補充足夠的益生菌，會讓毒素（尤其是淋巴裡的毒素）排地更順暢，大大降低好轉反應所帶來的不適。

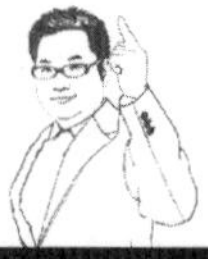

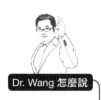

Dr. Wang 怎麼說

## 喝優酪乳來補充益生菌好嗎？

首先，跟當初保加利亞人吃的優格不同的是，市售優酪乳為了口感，都添加了很多糖分（超高熱量），還有穩定劑、黏稠劑、防腐劑、人工香料等等，光憑這一點就先扣分了。而且，優酪乳在製造跟運送的過程，會有很多因素導致益生菌的數量跟標籤上的相去甚遠，因此在購買時，最好挑選離出廠日期越近的越好，否則花了錢不一定吃到益生菌。

接著，優酪乳是乳製品，凡是動物性蛋白都是產酸性食品，吃下去以後會讓身體變成酸性體質，再加上乳製品也容易讓人產生過敏的問題。雖然益生菌（像是乳酸菌）可以把牛奶裡面的乳糖轉換成半乳糖與葡萄糖，但是這頂多只能處理乳糖不耐症的問題，讓人體過敏的原因「酪蛋白」，則需要酪蛋白酵素才能分解，而且不是所有的益生菌都能釋放酪蛋白分解酵素。請記得，過敏的定義就是：只要有一點點過敏原，身體都會有反應。當我們已經知道乳製品對人體不好，但是卻又要吃優酪乳來改善過敏，這不是很矛盾嗎？

此外，優酪乳危險的地方在於不發酵完全。正確的益生菌發酵時間需要四十八小時，而廠商為了大量以及快速生產，發酵的時間都不夠（從四小時到最多的三十六小時都有），在這樣的情況下，酪蛋白是不可能完全被分解的。

真的喜歡優酪乳的話，可以在家ＤＩＹ，把當作基底的牛奶換成豆漿、米漿或是果汁都可以，牛奶只是一個發酵的媒介而已。在家自己製作不但價錢便宜，還可以避開所有的化學添加物，所攝取到的益生菌數量更比外面販售的高達十倍以上。所以，如果只是想要補充益生菌的話，我建議直接吃益生菌的產品，或是在家自己製作就好。

其他乳製品像是起司，一樣含有酪蛋白，還是不建議過敏的人食用；發霉的起士會有盤尼西林菌，也會在某些人身上造成嚴重的過敏反應。

## E——Enzyme 酵素

首先分享個有趣的數據：大約只有少於10％的美國人，一天會吃到兩份水果與三份蔬菜；50％的美國人，一天都沒有吃蔬菜，所攝取的蔬果裡，有70％沒有足夠的維他命C，80％沒有足夠的類胡蘿蔔素。

酵素在食物烹調的過程中會被破壞，建議至少50％以上的飲食要生食，而剩下的就盡量從蔬果中攝取，或是用健康食品的形式補充。身體的消化系統沒辦法一次消化大量及種類複雜的食物成分，所以，要記得搭配食物組合法來飲食。

接著，重要的影響核心就是酵素了。酵素大多存在生食裡面，一般建議在飯前十五分鐘到半小時吃一點具有酵素的水果，像是鳳梨或木瓜，可以幫助進餐時食物的分解。當然也可以使用酵素粉或醋酸。不過，我還是建議新鮮的水果為佳（但要注意避免過量，因為水果多含有豐富的糖分）。另外，要盡量少吃罐頭食品、油炸物、包裝食品或是速食等，這些食物都缺乏酵素，容易導致消化不良，進而造成食物腐壞與毒素的累積。

四十歲以上的人，最好可以每天都攝取酵素；當然四十歲以下者或是茹素的人也都可以補充。當你體內有寄生蟲時，不妨增加酵素的攝取劑量。胃酸不足的人也可以使用酵素來改善脹氣、放屁、痙攣等症狀。

有人會問：「如果補充了酵素，那會不會變成身體以後就不會製造酵素了呢？」答案是不會的。口服的酵素只是暫時性的補充，當身體狀況都健康時，自然也就不需要再額外補充酵素。

**如何尋找好的酵素？**

好的酵素組合裡，要有能夠分解不同種類的食物，像是澱粉、脂肪、蛋白質、乳製品、

**【適合補充四大要素的時間】**

- **酵素**：隨著三餐攝取。
- **油**：可於飯後補充促進腸道代謝。
- **健康食品（維他命、抗氧化劑或礦物質等等）**：請於飯後服用。
- **纖維**：可於睡前服用；但若要增加飽足感，或有減重的目的，則在飯前半小時服用。
- **益生菌**：服用抗生素後可使用，或者旅行容易勞累時、破壞腸道菌種生存環境時、因食物感到腸胃不適，以及壓力大時可服用。建議兩餐中間與大量水分一起服用。

纖維、糖等等，而且最好是植物製成的。當消化不完全時，植物的酵素會像電玩裡的小精靈（Pac Man）一樣，把沒有分解完成的食物一一分解。

一組優質酵素組合必須內含有高量的蛋白酵素，並且要有脂肪分解酵素（lipase）、澱粉酵素（amylase）、纖維酵素和蔗糖酵素（invertase）。另外，還必須要有穀胺醯胺（glutamine）、米膠蛋白（gamma oryzanol）來幫助腸道組織表面的健康。如果能添加些藥草，像是薑、藥屬葵（marshmallow）、鳳梨跟木瓜酵素會更好。

以上的酵素組合，就能幫助人體從食物中獲取最充分的養分。

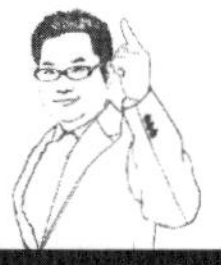

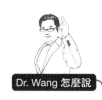

Dr. Wang 怎麼說

## 過敏與不耐症的差別

前面關於牛奶的部分，我們提到了過敏與不耐症，這兩者之間有什麼不同呢？過敏反應，往往不會在第一次接觸過敏原就有反應，而是在之後，因為身體需要建立對過敏原的敏感度，才會有所反應。

每個人對不同的過敏原都可能會有不同的反應，比較常見的過敏反應如下：打噴嚏、咳嗽、氣喘、流鼻水、靜脈竇（sinus）疼痛，眼、耳、嘴唇腫脹，喉嚨、上顎、全身發癢，蕁麻疹、喘不過氣、頭暈噁心、焦慮嘔吐、腹瀉、腹痛、昏厥等等。

不耐症的症狀有很多跟過敏重疊，不過嚴重過敏的反應是水腫、皮膚癢、嘔吐、腹瀉，還有過敏性休克，這些反應都很急性，而且通常都是全身性的。不耐症則不一定是立即反應，有時候甚至會隔天才出現不適的現象，呈局部性反應。

當然，這些症狀也有可能是過敏以外的因素所造成的，有些是疾病本身的症狀。所以，要知道自己平常過敏的症狀是什麼。不知道為什麼有這樣的症狀時，就要找專業醫療人員詢問與協助。

總之，過敏跟不耐症之間是有差別的。**過敏反應是免疫系統的問題，而且可以藉由功能性醫學的過敏原檢測來做篩選。不耐症就跟免疫系統無關，做過敏原檢測並無法得到任何相關的結果，例如乳糖不耐症。**

有不耐症的人，對於他不耐的食物有些許的承受範圍，吃太多才會有症狀產生；相對之下，如果對某種東西過敏的話，即使只有一點點，都能讓人產生極大的過敏反應。因此，你對疑似過敏或不耐的食材容忍度有多少？是不是每次吃都會產生反應？又或者是吃少了沒反應、吃太多就產生不適？這其實就是最簡單的判斷法。所以，別把不耐症當作過敏，給自己在飲食生活上徒增困擾。

## 自然醫學裡吃素是必要的嗎？

每位素食者的出發點可能都不盡相同：有些是為了健康，有些是因為宗教信仰或慈悲心。講到自然醫學，很多人一定就想到要吃素。在這裡先告訴大家，**自然醫學並沒有規定一定要吃素喔！**

基本上，所有的排毒飲食法（除了抗念珠菌飲食法以外）都是不包含肉類的，因為肉類本身不易消化，容易增加排毒期間的身體負擔。但是，少了肉類的攝取就容易飢餓，替代方案就是透過高纖蔬菜或是果汁的大量纖維素，來增加飽足感。

特別提醒，在家自己進行果汁斷食療法時，一次療程不應該超過三天。如果你曾看到任何一套排毒食譜，也會發現，當療程結束、開始慢慢恢復正常飲食時，動物性食品將是最晚被加回飲食清單裡的，且會因為身體的狀況來決定攝取的量及頻率。

許多慢性病像是關節炎、痛風、腎臟疾病、皮膚問題等，都會因為飲食中捨去肉類而得到改善。不過也有很多人發現，長期不食用肉類時，身體的健康狀況反而變得更糟糕，直到恢復攝取肉類為止。

威斯頓．普萊斯醫師（Dr. Weston Price）在研究不同原住民族群的牙齒時，發現牙齒最健康的族群是有食用肉類者；而以蔬菜豆類為主食的族群，身體是比文明人來的好，但是相對地產生蛀牙的機率遠多過吃肉的族群。

由此可見，我們身體能接受短期的素食，但是長期下來還是需要攝取肉類。那麼，我們可以在不吃肉的情況下維持健康多久呢？有些人可以只攝取紅肉，身體很健康；有的人只吃豆類或蔬菜，卻一樣保持健康。所以答案是因人而異的，也就是各人體質不同，所產生的反應也會有所不同。

其中一個差異因素是來自血型。在自然醫學裡，有一派學說特別注重血型跟飲食之間的關聯性，例如A型的人因為天生胃酸比較少，所以適合吃蔬果。不過正確來說，A型人比其他血型者更不需要肉類，或是說，他們自身體質只需要素食，就可以維持良好的運作。

另外一個原因就是族群的遺傳體質。祖先來自熱帶地區的人，原本就比較偏向吃熱帶水果、少量肉類，以及生長在地面上的蔬菜。祖先來自寒冷地區者，則習慣大量攝取肉類、燉煮食物以及根莖類的蔬菜。而研究顯示，我們若能照原祖先習慣來攝取飲食，身體往往會運作得比較好。（這和外國人容易對豆漿過敏、我們容易對牛奶過敏的道理是一樣的。）

每個人新陳代謝的速度不同，也是影響因素之一。新陳代謝快的人適合攝取消化期較長的食物；而新陳代謝慢的人，則建議攝取所需消化時間較短的食物。

如果不考慮肉類內含的毒素或種種其他因素，純以營養學的角度出發，大部分的人仍是需要定時酌量攝取肉類。肉類製品是唯一可以攝取到完整胺基酸的食物，因為有些胺基酸是人體無法自己生成的，必須從飲食中補充。蔬果類都只含有極少量的色胺基酸、半胱胺酸、蘇胺酸；而豆類和穀類則是非動物性蛋白質裡面，含有最多胺基酸的食品。當這些食品一併被食用時，就能補充人體所有需要的胺基酸。

大多的素食者都已將豆類或豆類製品設定為主要的蛋白質來源。豆類是由蛋白質與澱粉所構成，烹調的方式將決定它們本身剩下多少營養價值；大部分的烹調方式會使豆類只留下澱粉，如果希望保留蛋白質的話，豆類必須經過浸泡，或是讓他們發芽，且在攝氏九十度以內烹調（溫度過高會產生致癌物丙烯醯胺）。

在動物性脂肪裡面，還包含了脂溶性的維他命A、D、$B_6$、$B_{12}$，是兒童成長過程中需要的養分，所以我不建議未成年者吃素。

紅肉可以被歸類為「高壓蛋白質食物」，因為身體將消耗較多的資源來消化它，故稱為「高壓」。消化大量的紅肉需要強壯的消化系統，而大部分的人消化系統都不夠強壯，所以，即使人體需要紅肉也不可以攝取太多。不過，當消化系統恢復健康之後，大部分的人對一般分量的紅肉，在消化上就不會有太大的問題。而「低壓蛋白質食物」——像是雞肉和魚肉，則是對身體消化系統產生的負擔比較小，是比較適合人體的動物性蛋白質來源。

雖然，動物性食材對人體的成長與維持健康是不可或缺的角色，但是國外的研究指出，只要少量的沙丁魚與一些豆類跟穀類混合著吃，就可以補足人體所需要的蛋白質。所以，這對偏好吃素的人，不啻是一個福音。在動物界裡，黑猩猩的基因是最接近人類的，卻是生活在大自然裡的靈長類動物，牠們的主食為樹葉和水果，但仍會攝取一些蟲卵和蛹，以補充少量的動物性蛋白。由此可知，為了維持健康與身體機能正常運作，任何類型的飲食過量或太少都是不好的，為了健康著想，其實不必太執念於全面的素食。

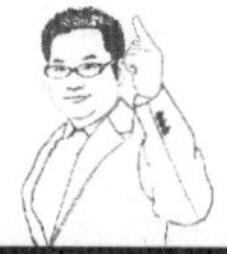

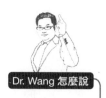

Dr. Wang 怎麼說

## 吃素的問題

在我就讀的加拿大自然醫學學院裡，有80%的同學是吃素（包括肉邊素、奶蛋素等），而其中吃全素的占了5%，這個比例相對於一般大眾族群來說是很驚人。值得一提的是，外國人吃素的習慣跟台灣人完全不同。老實說，第一次在我們學校的餐廳（為了宣導健康的飲食觀念，我們學校的餐廳只提供素的料理）吃到外國人的素菜，那一盤盤叫不出名字的豆類，以及讓人看了一點食欲都沒有的烹調方式，再加上吃到嘴裡的口感……真是讓人不敢恭維。

唯一讓我比較能接受的是豆腐跟蒸青菜的料理。我們太習慣吃美味且烹調精湛的素菜，當然，這就犯了一般華人烹飪過程中高溫油煎、炸、炒的毛病了。我吃過最好吃的素菜是在香港的一家素食餐廳，令我印象深刻的是「素東坡肉」，這道菜外表和味道都跟葷食版本不分軒輊，甚至還有另一道素炒鮮蚵，連海鮮的腥味都如假包換。不過，好吃歸好吃，到底這裡面有多少非自然的化學添加物，才能做出這麼幾可亂真的菜餚呢？也難怪有很多出家人會茹素卻吃到心血管出問題，還讓別人誤會是否偷吃葷食。其實，這都是不健康的素料和錯誤的烹調方式惹的禍啊！

吃素的最終目的仍不外乎健康，因此，當自然醫學提到吃素，指的是外國人的有機素，而不要誤解豪華、重口味的華人素菜也能帶來同樣的健康效果喔！

## 重要的生命泉源——飲水

我們人體有70％是水分，因此，如果水分不夠了，人體就無法正常運作，也沒辦法有效的新陳代謝，這時體內的毒素就會累積，無法排出。當身體獲得了需要的水分，體內的液體就會處於完美的均衡狀態，所有的機能像是內分泌、肝腎的代謝等等，就會開始維持在最佳的運作狀態。

但是，自相矛盾的是，人人幾乎都知道飲水的重要性，但是「喝水不足」卻仍然是人們非臨床症狀上最主要的問題。也許其中一部分原因是來自自來水中添加的氯刺鼻又讓人感覺不安，但或許更大的影響是來自我們太容易輸給自己的口腹之欲，好喝又有機能性（例如上班族往往仰賴咖啡提神）的飲料變成了主流，但賠上的卻是健康及身材。**最適合人體的飲**

**品，就是純水。這裡的純水指的是沒有參雜其他添加物的水**，並不是指過濾後的純水。

人體內原本就有70％水分的存在，當人飲用更多水時，被飲用的水會因擴散作用迅速，流通在人體每一個部分。但是，如水分子內含了其他化合物，就會降低流動性，使細胞獲得的水分減少。換言之，飲用一杯五百毫升（cc）的純水，比飲用一杯五百毫升的水果茶，身體得到的水分會有所不同。

另外，對發育成長中的兒童來說，如果飲水量少，細胞內的蛋白質合成會減少，將影響到正常的身體發展；因為無論DNA運作或生成蛋白質、其他酵素反應等等，都需要大量的水分子作輔助。另外，純水可以幫助體內排出乳酸與代謝物，並且增加「修復蛋白質」的製造，因此，也可排解激烈運動之後的肌肉酸痛，以及幫助組織的重整。

好處多多又占人體重要影響力的水分，其實無時無刻都在流失：除了可見的汗水、尿液、體液，器官及細胞的運作也會消耗水分，更別提當人生病時會因為流汗、嘔吐或腹瀉大量流失水分，可見純水的補充似乎永遠追不上身體的消耗。你一天喝幾杯水呢？又或是喝下多少含添加物的飲料呢？如果你渴望更健康的身體，其實不可或缺的就是每天要攝取足夠的水分。

## 一天要喝多少水才夠？

正常來說，每個人每天必須要喝八杯兩百五十毫升的水，也就是二千毫升，這裡面包含我們每天吃的飯和喝的湯（這邊指的是中式清湯，勾芡的湯品與美式濃湯不算），以及青菜水果裡面的水分。而且如果體重超重的話，更需要喝水，大約每超過標準體重十一公斤，就需要多喝一杯開水。當然，如果天氣炎熱或運動過後流汗，我們更是需要適時的補充水分。

但是，有的人會覺得八杯水太多了，建議大家可以分開早中晚各喝八百五十毫升。當然，每個人的體質和適應力有所不同，因此不妨一開始以六杯水為基準，慢慢地再增加到八杯水，最重要的是看看自己的身體是否適應。如果怕晚上喝水使睡覺時需要起來上廁所，我建議睡前兩到三小時不要喝水，口渴的話用水漱口潤一下嘴巴或喝少量的水即可。

如果覺得水沒有味道不好喝，不妨在水裡加一片檸檬，這樣不但會讓水的口感變得比較好，檸檬還可以刺激膽汁的分泌與肝臟的新陳代謝。

也聽到有人抱怨，很難養成「喝水的習慣」。當然，想要養成正確的喝水習慣，要從以飲水來取代飲料開始。另外，人類自然的記憶、適性機制（也就是習慣的養成）大約是二十一天，如果你願意挑戰一下，試著連續二十一天盡可能只喝水，那麼你的身體就會習慣飲水的口感和狀態，當你感到渴時，自然就會想喝水而非其他飲料了。

有人會想以多喝水的方式來排毒，這時請注意，**喝過量的水會導致水中毒**。水中毒就是體內的電解質被大量水分所稀釋而缺乏鈉的現象。水中毒的症狀有：噁心、暈眩、身體衰弱、麻痺等，最嚴重可能導致昏迷或死亡，請讀者務必要格外小心。

## 如何挑選好水？

高雄的一些居民因為工業區的污染，生活飲水必須透過購買的方式取得；或者，大家都很迷信礦泉水與一些知名廠商所生產的水。但是，這些水真的都是好水嗎？即使是礦泉水，我們也未必能確保它完全沒有受到環境污染或酸雨的影響。

在台灣，水要煮沸才能喝，這是最基本的概念。在其他許多國家，雖然生水是可以飲用的，但基本上家家戶戶仍習慣裝過濾器。過濾器品牌種類很多，不過大致上可分為三種：蒸餾水、逆滲透水以及鹼性離子水。不管是什麼樣的過濾器，都必須有前置的活性炭過濾器。

蒸餾水是把水加熱再冷卻，取其純水的部分，但是這過程仍然無法把有機化學毒素完全移除，所以比較不理想。

逆滲透水是藉由經過穿透薄膜產生的純水，可以過濾細菌、病毒以及各種化學物質。

電解水就是把自來水經由過濾後，透過電解板，使水分子重新排列，以便更適合人體吸收。排列過程會製造出酸性跟鹼性的水，喝下鹼性的離子水可以幫助身體調節酸鹼值。

不過李德初醫師指出，電解水在電解的過程可能會產生硫化銀的有害物質，硫化銀有降低免疫系統以及導致淋巴癌的可能性，尤其是腎臟病患者並不適合飲用電解水。因此我個人認為，最安全最純淨的水就是逆滲透水。

也許會有人說純水裡面沒有礦物質？其實我們大部分的礦物質都不是從水裡所攝取到

的，只要飲食均衡，就不會有礦物質不足的問題。若真的擔心，可以在水裡加入少許的海鹽，不但可以解決礦物質的問題，還可以讓水的口感變得更好。

不管是喝什麼樣的水，我認為過濾的目的只是在於讓水變得乾淨，讓人們安全的飲用就可以了。每個人體質不同，生活型態和飲食習慣也都大不同，除了喝乾淨的水以外，其他方面也都需要注意到，才能達到真正的健康。

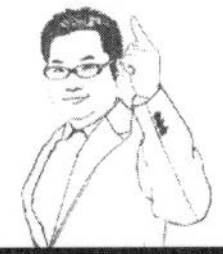

Dr. Wang 怎麼說

## 水和飲料的差別

現代人的飲食裡，除了熱量不缺以外，什麼都缺。

其實，任何有濃度、不是純水的飲料，或多或少都會需要身體的水分去稀釋。如此一來，身體的水分就會流失了，所以，喝飲料並不等於喝水喔！

還有，飲料裡面的糖分也很恐怖，市面上一罐375ml的碳酸飲料，上面標示的糖分平均在四十公克左右，大約是十茶匙，相當於我們正常人一天所需要糖分建議攝取量（六十至七十公克）的三分之二。而且現在在美國，每三個人就有一個胖子，每個人每天攝取的糖分高達五十三茶匙。而過多的糖在血液裡會造成體質變酸，這是造成很多慢性病的根源之一。

所有的碳酸飲料pH值都在2.5至4.0，算是強酸性，會讓牙齒跟身體造成腐蝕的情況。而根據丹麥和哈佛大學的研究報告指出，常喝碳酸飲料的人，往往會導致身體鈣質的流失，比平常人更容易造成骨質疏鬆症。

那麼，茶或咖啡呢？

其實，茶跟咖啡本身都是屬於利尿的飲料，所以，當你喝了一杯咖啡或茶，它們帶離你身體的水分相當於兩杯的量！所以喝這些飲料就等於是促進身體水分流失。像奶茶就是一個最糟糕的組合：有令人發胖的糖、容易引起過敏的牛奶，還有讓你身體水分流失的茶，如此可怕的健康大魔王，還是勸各位少喝為妙。

另外，讀者應該聽過「我連喝水都會胖」這種說法，這是玩笑話或無稽之談？而且，順便告訴大家一個小祕密，其實我們身體裡傳導飢餓跟口渴訊息到大腦的神經線路是一樣的，所以下次肚子餓的時候，不妨先喝一大杯水，如果不餓了，那就是因為你只是口渴而已！如此一來，還可以有抑制食欲的減肥效果喔！

所以口渴了就要多喝好水，不要再喝市售的飲料啦。

最後請記得，很多時候你並沒有生病，你只不過是口渴而已。

# 關於健康食品的二三事

提到自然醫學，不得不令人想到市面上琳琅滿目的健康食品。許多研究都指出，補充健康食品可以改善某些症狀、提升生活品質等等，但是我們到底要怎樣才能正確使用健康食品，讓它們真正成為促進健康的好幫手呢？

## 為什麼需要補充健康食品？

你可能會常聽到，當一個人飲食習慣正確，就沒有必要攝取健康食品。這樣的前題是：你每天要能攝取有機全餐——大量的蔬果、穀類、好的蛋白質、健康的脂肪，那你的身體的確可以攝取到適當的養分。不過，現實生活中我們很難做到這樣的理想飲食，市面上充斥了速食、過度加工處理的食物，這些往往都是缺乏營養的垃圾食物。

除此之外，其他外來因素像是壓力、環境毒素、西藥等等，都會更加耗損我們身體原有的養分。我們在生命的過程中，像是青春期、懷孕期、更年期、老年期等，每一階段都會需要不同的營養素，或是不同的療癒訴求；而且，男女之間也會有不一樣的需求。因此，健康食品可以幫助我們彌補飲食上缺乏及被耗損的養分，讓身體在最佳的狀態下運作，進而防止慢性疾病的產生。

不過，請記得健康食品只是輔助，並不能取代健康的生活方式與飲食習慣。

## 展開你的健康食品計畫，哪些營養是你該補充的？

市面上有太多種類的健康食品，若每一種都吃，可能每餐光服用這些膠囊或錠劑就已經飽了，這樣聽起來反而不是健康的飲食態度。因此，在開始服用健康食品前，必須先檢視自己的飲食、生活習慣，以及健康的狀況，並最好詢問專業醫療人員。

有些健康食品是基本款，例如綜合維他命、礦物質、綠色食物、必須脂肪酸等等，這些健康食品在功能上是屬於比較多元及廣泛的，對人體能帶來較多的幫助。

### 綜合維他命與礦物質

基本上，每個人都可以從每天補充的綜合維他命及礦物質上獲益良多。即使你吃得很健康，但還是免不了不周全的時候；而且抽菸、西藥、喝酒、運動、壓力、骨質疏鬆、心血管疾病、吸收不良（像是腹腔性疾病和克隆氏症）等等，都會耗損身體的養分；而素食者無法攝取完整養分的機率則是更高。

每天服用綜合維他命與礦物質，可以確保身體攝取到足夠的養分，並且可以在最佳狀態下運行，不妨把它當作是一個「健康保險」的概念來思考。當然，我們身體對養分的需求，往往取決於年齡以及生活方式、飲食習慣等等，所以，我們必須要尋找適合自己身體狀況的綜合維他命與礦物質。

挑嘴和偏食的小朋友很容易缺乏很多的養分，像是維他命C和鐵；而有成長問題者，則可以多攝取必須脂肪酸。青春期的少年少女，因為比較多機會吃速食，容易缺乏養分，在生長期（台灣話俗稱轉骨），建議多補充鈣質來幫助骨骼的發育與成長。

生育年齡的婦女要多補充鈣質與鐵質；準備懷孕的婦女則需要多補充葉酸（維他命B），來幫助減低幼兒畸形或天生缺陷的機率；懷孕或哺乳中的婦女，則需要針對腹中胎兒的成長與乳汁的分泌來補充養分，但要注意別攝取過多的維他命A（超過5000 IU／天）以避免幼兒畸形與先天缺陷的危險。最好用β胡蘿蔔素取代維他命A。

運動員需要補充抗氧化的養分，來幫助身體排除因為劇烈運動所產生的自由基。老年人則需要鈣質與維他命D來保護骨頭，老年人也比較容易缺乏維他命B群（飲食、生活習慣、服用西藥都會有影響）。另外，要注意的是老年人不要補充含有鐵質的綜合礦物質，除非是醫師有特別指示。本書特別在附錄（p274-277）依自然醫學的角度，給四種不同族群所需要的健康食品補充建議，給讀者參考。

## 綠色食物

大部分的人都很難從飲食中攝取七到十份的蔬果，因為無法攝取許多必要的養分，因此可以考慮綠色食物的健康食品。

綠色食物的健康食品包括了綠藻、螺旋藻、大麥草、小麥草等，都會提供身體需要的維他命、礦物質、膳食纖維、抗氧化劑，進而增加身體的能量，加速排毒，增進生活品質。

## 必須脂肪酸

顧名思義，必須脂肪酸（EFAs）就是身體所需要的好脂肪。大腦的成長、神經系統、腎上腺素、性器官、眼睛等等，都非常需要必須脂肪酸來維持良好的運作。必須脂肪酸可維持細胞膜的健康、製造賀爾蒙、大腦化學作用的正常，以及促進身體細胞裡面的種種運作。

身體無法製造必須脂肪酸，所以只能從飲食或健康食品中補足。而最基本的兩種必須脂肪酸就是Omega-3和Omega-6。Omega-6可以從好的植物油中攝取。Omega-3則存在魚油及亞麻籽之類的植物之中，所以適當的補充Omega-3可以預防心血管疾病，增加腦部運作，並改善皮膚問題。

想要懷孕或已經懷孕的婦女，我也建議補充Omega-3，因為這對嬰兒的大腦、眼睛、神經系統的成長都有很大幫助。魚油裡含有高量的Omega-3，但記得要找冷壓的魚油才行。若不能忍受魚油腥味者，可以改補充亞麻籽油或是大麻油。就我所知已有廠商改善了魚油的味道，讓小朋友或不能忍受腥味的人也能輕鬆服用。

以上是簡單的基礎健康食品的建議，其他細節則會視個人健康需求而定。假如你有骨質疏鬆的問題，可能需要比較多的鈣質與維他命D；若有心臟方面的問題，我會建議補充輔

**【選用健康食品的注意事項】**

- 健康食品不要同時跟糖、澱粉、玉米、小麥、鐵、乳製品、鹽、人工甘味、色素、防腐劑等一起服用，因為這些東西有可能會引發不必要的過敏反應。
- 貴的東西不一定最好，所以不要看價錢來選購健康食品，但以天然為原則。較高的售價可能只是來自公司的行銷手法與包裝，不等於產品格外珍貴，或能確保效果。
- 若一直出現腸胃不適或是皮膚的紅疹反應等，先暫停使用健康食品；但要試著分辨是否屬於好轉反應（詳見第六章）。
- 健康食品並不能取代西藥，而且有些健康食品跟西藥會因為交互作用而起衝突，因此不宜在選用健康食品後擅自停藥，想停藥前務必先與開藥給你的中醫師或西醫師做完整諮詢。
- 健康食品多吃無益，除非經由醫護人員的指示，否則請不要服用超過包裝上面的指示分量。

Q10（Co-Q10）及抗氧化劑。

請記得，選購前要請教有專業資格的醫護人員，來幫助自己在健康食品的種類、劑量、任何注意事項等等的判斷。

## 如何挑選適合的健康食品？

廣告、屬性、包裝等因素，都會影響我們選購健康食品，至於要如何做出最適宜的判斷，以下是我的一些建議：

- 主動與醫師、藥師或營養師，討論你希望選擇的產品，請教他們，你屬意的產品是否會和西藥產生互相干擾的現象。
- 盡量找全面性的綜合維他命與礦物質，才不會每次都要吞很多膠囊跟錠劑。有時可能還是需要額外補充維他命C、E、鈣質，因為目前的科技仍無法將所有種類的營養成分濃縮在一顆膠囊。
- 購買有口碑和認證廠商的健康食品。如果不知哪些廠商或品牌可以信賴，不妨請醫師、藥師或營養師推薦。
- 健康食品往往需要服二週到六週以上才會見到效果。此外，很多健康食品的用途是在預防疾病，未必會產生立即的改善效果。

- 若懷孕、哺乳中，或有慢性疾病等等，記得在購買健康食品前一定要先詢問過專業醫療人員。
- 一定要詳細閱讀產品標籤，確認到期日。切莫購買沒有保存日期或標示不明的產品。
- 當你對任何品牌的健康食品有成分或服用上的相關問題，不要吝於聯繫廠商，以求最確實、直接的答案。
- 別忘了也可以透過O環測試，檢視產品與你的適合性。

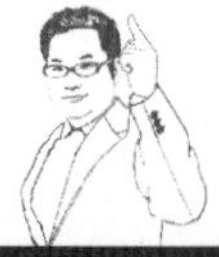

**Dr. Wang 怎麼說**

## 別把健康食品當藥吃

健康食品雖可以促進我們的健康，扮演養生保健的輔助員角色，但它並不能取代藥品。如果你在求診過程中遇到了標榜崇尚自然，因此只以健康食品或天然藥草作處方的醫師，那你可能要留心，也許你遇到的是我們老師口中的「綠色對抗療法醫師」（Green allopath，以下我們簡稱GA）。當我還在加拿大自然醫學院就讀時，有一堂課叫做「自然醫學的要義與哲學」，老師經常會耳提面命的告訴我們：畢業了千萬不要當「GA」。

因為自然醫學在北美洲的盛行，很多主流醫學醫師也都趕流行去上了幾堂西方草藥學或是同類療法的課，花了少許的時間與金錢，也沒什麼臨床經驗，就開始告訴病人他們崇尚自然，會開草藥或天然藥物或健康食品。面對這樣的情況，我也不禁出自好奇想問看看：如果今天一個自然醫學醫師只上了幾堂所謂的「外科講座」，請問有哪位讀者敢讓他幫你開刀呢？更別談只上過函授課程的人了。

同樣的道理，主流醫學缺乏自然醫學「全人宏觀」的角度來看待人體，純以對抗療法的角度，即使開的是天然產品，效果仍是非常有限。那麼，你敢讓這樣的醫生幫你做自然醫學的諮詢與服務嗎？我自己較不偏好使用西方藥草的原因也在此，因為很多西方草藥本身是有毒性的，除了有副作用外，過量還是會導致生命危險；西方草藥之所以比西藥來的好，因為藥草是以完整的植物去萃取出來的，因此保有較多的整體性與平衡性。但是，用藥邏輯跟對抗療法基本上是一致的，一樣走「對症下藥」的路線，因此，如果單單只是使用西方藥草來控制症狀的行為，嚴格上說不能算是自然醫學，因為它不夠整體。相對來說，中醫的理論就比主流醫學注重到「全人」。但是近年來中藥（尤其來自中國）比較有重金屬污染的問題，消費者仍需小心。

而同類療法更遠比西藥來的複雜。一般西藥只要知道病人大概的症狀即可開處方，身體上的問題通常不外乎止痛、消炎，心理上的就是抗憂鬱藥品；根據調查，一般開業數年的西醫最常開的藥不會超過十二種，而同類療法常用的製劑約一百種。在國外，使用同類療法的醫師必須在問診的過程中，詳細了解病人身心靈狀態；一個同類療法的問診與諮商通常至少一個半小時，除了仔細了解病人的狀況之外，還要透過電腦軟體跟文獻上的病例做推敲比較，才有可能找到最適合病人的製劑。目前很多號稱同類療法的業者，大部分就是：肌肉痠痛就來個Arnica（金山車），被蟲咬了就用Apis（蜂毒），這樣跟使用西藥的方式有什麼兩樣呢？這僅能在急症上做西藥的替代品。自然醫學講究的是找出病因並且做全人體質的調整，單是症狀上的處理，只是換湯不換藥。

在國外行醫時，我也曾跟幾位自稱對自然醫學有興趣的主流醫學醫師合作過，發現他們真的不過是老師口中的GA而已，治病效果很有限。更誇張的是，目前很多人大量使用「XX能量檢測儀」做能量上的比對，目的卻是幫很多健康食品做促銷與佐證。因為我本身也曾接觸過這些儀器，在此告訴大家，其實這類的「能量檢測儀」雖然真的很神奇，但仍是有缺點和準確誤差性的，並不是百分百準確。同時也要看醫師解讀數據的功力及對人體運作的了解。畢竟排毒的順序沒有搞對，只依照檢測儀的報告就亂吃一堆健康食品，只會徒增身體的負擔。

說到此，再回到「為什麼老師不希望我們成為GA」這個話題上。說來有些諷刺，在國外很多自然醫學醫師為了被病人和其他西醫認可，會很努力的讓自己感覺起來像西醫，也就是只想輕鬆地問診、開一些健康食品、草藥或同類療法製劑，任何其他的治療對他而言，都是次等的。如此一來，就算空有自然醫學醫師的外殼，骨子裡卻跟西醫沒有什麼差別。我有很多一起畢業的自然醫學醫師朋友，最後還是走上了GA這條路，這是相當可惜的。（所以綠色對抗療法醫師並沒有針對西醫，自然醫學醫師也可以是GA）。

其實，自然醫學除了開健康食品、指導病人飲食生活習慣之外，還有很多有趣的治療方式，像是水療、針灸、復健、按摩、靈氣、亞力山大技巧、撥恩技巧、心理諮詢、情緒療法、脊骨神經學、量子醫學、色彩療法、音樂療法、催眠等等。但是不管療法有多麼的多元化，最重要的是一定要以病人完整身心靈的平衡為出發點來考量，這樣才不會淪落為GA。

我回台灣有一段時間了，在推廣正統自然醫學這條路上，雖然遭遇到很多瓶頸及困難，但很高興的是，我謹記著老師的話，沒有成為一個GA！

僅以本文章跟大家分享，希望當大家有機會真正接觸、洽詢自然醫學的諮詢時，能更清楚地找到對的醫師。

# 新陳代謝與減重

二十一世紀的今天，減肥幾乎可以說是全民運動。以前為了漂亮，只有女性朋友在減重，現在為了追求更健康的身體，幾乎不分男女老幼都很關心體重。在每一個為了減重或改善身材的個案中，往往都會看到同樣的問題：不管怎麼努力的少吃多運動，但那惱人的數字卻一點也沒有產生變化。即使消耗的熱量已經比吃進來的多，有的人甚至會變得更胖！這時候往往會有很多醫療人員認為，是減重個案本身沒有好好的聽話，按照指示乖乖做減重步驟；或是覺得他們的意志力不夠堅定。在此，我們來討論一下自然醫學醫師如何看待這方面的問題。

基本上，目前大家普遍認為的減重公式：「吃進去的熱量，比消耗掉的少，身體就會減重」，對某些個案來說是過度簡化的；除了計算熱量和運動量以外，還有很多因素會影響人們體重的增減，以及維持標準體重的能力。這些因素包含了：精神因素、運動史、減重飲食史、賀爾蒙的平衡、睡眠的品質與量、毒素（像是酒精、香煙、過度精製的食品、咖啡因、西藥等等），以上這些因素，都會直接或間接影響到身體的新陳代謝。

當新陳代謝出問題時，身體就會變胖；變胖後，糖尿病、高血壓、中風等慢性疾病上身的機率就會大大的提升。因為，新陳代謝不只是受到遺傳跟熱量攝取的影響，生活習慣及賀爾蒙平衡也都會有連帶關係。對於過重或是不易維持體重的人，古代就叫做「帝王病」，現代醫學一般稱為新陳代謝症候群（metabolic syndrome），也就是許多內科慢性代謝異常疾病的泛稱。美國南加州內分泌學家黛安娜・舒瓦茲班（Diana Schwarzbein）醫師提出了新陳代謝毀損（metabolism damage）的理論，她認為：「健康的新陳代謝，是取決於身體組織生成與破壞的平衡。」而從自然醫學的角度來看，要減重與維持體重，就是要幫助人體重新取得良好的新陳代謝平衡。

## 新陳代謝是怎麼被破壞的？

在幫過重的病人作諮詢時，自然醫學醫師會了解個案過去與現在的壓力指數、飲食習慣與運動習慣。當個案一直無法成功減重，可是卻表示他們吃得很少，而且吃得很健康，甚至年輕時曾經是過瘦的，我們就要把問題的根源找出來。在這樣的個案裡面，我們通常會看到以下的病史：

1 非常低脂但高澱粉的飲食。
2 低蛋白飲食。
3 溜溜球效應。
4 長時間的少吃。
5 斷食。

6過多的心肺功能運動。

7長期的精神壓力或重大的情緒創傷。

除了最後一項之外，前面的六項都是一般人減重常使用的手段。但是，臨床上證明了這樣的方法對某些人來說是極具傷害性的。當長期使用這六項方法時，身體的新陳代謝功能會受到毀損，也就是身體的組織生成無法趕上組織毀壞的速度。

大部分的人都認為，只要把新陳代謝率提高、把身體的熱量消耗了，體重就會自然掉下去，但這樣的方式實際上只可能讓體重在初期階段減低，減去的不是脂肪，而是細胞結構、器官組織、骨質及肌肉。因為身體在這樣的情況下，會先分解維持生命功能的組織及組成細胞結構的蛋白質和脂肪，加上沒有正確生成的養分來取代流失的部分，最終身體會到達一個疲勞且無法再做出任何反應的高點。這時，比之前更少吃、更多運動，只會讓身體達到混亂的狀態，甚至為了生存，會把之前減掉的重量再加回來。可能因為人類進化的關係，我們的身體比較拿手於面對能量與養分的缺乏，而不是處理過多的養分與能量，所以身體比較傾向保存能量與養分，來達到生存的目的。

身體消耗的熱量應該要等於是體重的減輕，但是新陳代謝的平衡，則在這公式裡面扮演了一個不確定的因素，這因素往往就是你減不了體重或無法成功瘦身的原因。

## 如何修復毀損的新陳代謝？

舒瓦茲班醫師雖然是西醫，但是她的觀點卻跟自然醫學不謀而合。她指出：「首先要讓身體健康，才能開始減重，而不是靠減重來讓身體變得健康；修復毀損的新陳代謝是最首要的條件，才能讓身體把該減掉的脂肪去除。」

自然醫學醫師會建議少量多餐來維持血糖的穩定，運動方面，則建議先著重在肌肉重力訓練，把肌肉練好了再來進行心肺功能的訓練。因為心肺功能的訓練會先耗損身體的組織，而肌肉重力訓練則是會幫助組織的生成，再加上以下的方法輔助：

**平衡的、全食的飲食**

可減低或避免胰島素的阻力，加強胰島素的敏感度，使它們不會先分解肌肉的組織。

**健康食品的補充**

用以補足身體缺乏的養分，幫助構成身體組織的蛋白質與脂肪重新回復充滿生命力的運作方式。

**足夠的睡眠**

大部分的生長激素——一個很關鍵的組織生成賀爾蒙，只有在睡眠時才會出現。所以良好的睡眠品質有助於身體機能的修復（這也是「好轉反應」中很多人會感到疲勞與嗜睡的原因）。

## 抒發壓力

對自我形象的要求（自卑感），或對食物有情緒上的連結，亦或在吃飯時的身心狀態，都需要好好的自我檢視；不愉快的飲食經驗會帶來壓力，而壓力往往也會使我們的新陳代謝趨向不正常。

當然，一個自然醫學醫師也會同時處理個案在身心等其他不適的部分。當身體組織毀損的速度快過修復生成的速度時，退化性或慢性疾病，像是心血管疾病或是第二類糖尿病，就很容易趁虛而入。以自然醫學的立場，我們認為這些慢性病都是種種不良的生活習慣、飲食習慣，以及情緒壓力等所引起，但卻都是可以有效地被預防的。

## 新陳代謝與賀爾蒙的關聯

自然醫學面對慢性病或是複雜的疑難雜症，像是過重、新陳代謝症候群、第二類糖尿病等，有一套特別的模式，即檢視你身體的生理系統，包括身體各個層級的綜合運作，其中有：消化功能、內分泌的功能及情緒壓力等等。消化系統與腎上腺素是否運作良好，是整體身體健康的基礎。

自然醫學裡有獨特的「腎上腺素疲乏」的觀念，這是主流醫學所沒有的。腎上腺素疲乏是身體長期暴露於壓力之下所引起的。當壓力大時，不自主的亂吃東西（例如甜食、咖啡、鹹的食物）來幫助身體和情緒對壓力抗衡，久而久之當然會毀損正常新陳代謝的功能。自然醫學的觀念認為，主流醫學眼中的愛迪生氏病（Addison's Disease）與克興氏症候群（Cushing's syndromes），是腎上腺素失衡所產生的兩極化現象，其實只要把腎上腺素調整到平衡的狀態，都可以回復健康。若是血糖失控導致胰島素的阻力，就會進而導致第二類型糖尿病。（主流醫學在臨床上的判定是「空腹血糖高過100mg/dl」。）

所有的賀爾蒙之間是息息相關的。長期的壓力造成腎上腺失衡，就會導致肥胖；可體松會促進胰島素的分泌，而胰島素與壓力之間也是彼此相關的。所以，自然醫學醫師會視個案對於壓力的處理方式，考量由營養方面的補充，或是以西方藥草學來做賀爾蒙的調整，另外也能做到情緒壓力方面的釋放與處理。

能否成功的減重以及維持體重，了解個案的情緒與壓力可是扮演了非常關鍵的角色。而壓力影響層面之廣，其實遠遠超乎我們的想像，其中包括睡眠的品質與長短、食物方面的選擇，血糖與胰島素的分泌、食物的消化與吸收等等。

當身體遇到壓力時，會使可體松、胰島素、三酸甘油脂提高，胰島素阻力提升，生長激素、甲狀腺、性腺分泌降低，消化系統的免疫功能降低，以及氧化的壓力增加、發炎、過量的鈉累積等等。壓力長期累積下來，人體的胰島素阻力會變高，腎上腺素會疲乏。嘗試過許多減重方法卻都無效的人，多屬於這個類型。而這種亞健康狀態，就是中醫所說的「腎虛體質」。

## 新陳代謝與身心的關聯

我們已經了解壓力對身體可能造成的影響，以及進而對減重所產生的阻礙，而一個自然醫學醫師面對處理減重的問題，還要涵蓋身心靈全部的層面。

以吃東西來說，食物對身體是一個訊息、一個資訊，不只是只有養分會影響細胞膜或DNA，重點是我們吃東西的態度。有時候，人們是藉由吃來發洩某些生氣或無奈的情緒、懷念某些過去的感情，或藉由吃（或不吃）來逞罰自己的過失等等。

自然醫學面對減重，之所以還必須涉及心理層面，就是要教導病人去注重當下，了解問題的根源；這並不是在針對病人作檢討大會，而是在教導病人自我認知、自我接受，以及如何能夠改變自己的能力。當我們吃東西時，如果沒有把心智放在吃東西上，例如：吃東西趕時間，一面開車一面吃東西，或是邊看電視、電腦邊吃飯……在這樣的情況下，很容易在一開始就挑選到沒有營養的食品，甚至是垃圾食物來吃。

把心思放在「自己要吃什麼」或是「自己有沒有特別想吃什麼」上，是很重要的。當然，這樣的過程也不是馬上就可以做到，別給自己太多壓力，給自己多一點耐心、勇氣與愛，再加上自然醫學醫師的引導，就可以慢慢的自己修正。

由此可知，自然醫學在減重方面是藉由平衡消化系統、內分泌，以及心理層面來達成的。尤其是經常減重失敗的人，就要用種種方法來幫助他們達到新陳代謝的平衡。新陳代謝必須要先修復，才有可能讓多餘的脂肪離開身體。這樣的方法可能跟一般我們熟知的快速減重有落差，但是，這樣的方式，可是由眾多自然醫學醫師及整合療法醫師，根據寶貴的臨床實證經驗所共同研究出來的喔！

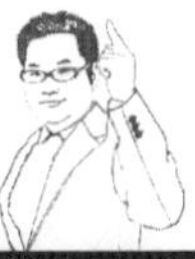

**Dr. Wang 怎麼說**

## 減重要用對方法

減重（減肥）幾乎成為全民運動，但是駭人的減肥致死新聞卻每隔一陣子就會上演，而且開減肥藥的診所一樣門庭若市，看來現代人還真有飛蛾撲火的冒險精神。這不禁讓我想說一句：「不過就是減肥，有需要這樣嗎？」

其實，減重真的可以減得很健康，只是方法要用得對。人體本身具有六十兆細胞，需要新陳代謝的養分包括澱粉、脂肪、蛋白質、維他命與礦物質。西藥運作的方式，是阻斷與抑制身體自然訊息傳導的功能，讓你不覺得餓，自然就吃得少、瘦得快。可是，細胞並不能吸收分解西藥的化學成分，因此當然也會造成肝腎負擔，進而造成全面性的毒素累積和免疫系統的耗弱。

在自然醫學的理念裡，要幫助一個人減重，一定要全面兼顧病人身心靈的因素。像有的人是因為情緒不穩或是壓力而暴飲暴食，這時候就必須要先處理好病人情緒和心理方面的問題，這樣減重才能兼顧治標與治本。

自然醫學醫師的核心精神：「我們追求的是全人健康。」對抗肥胖，不過是一個單一目標罷了。

曾經有一位個案來找我，諮詢減重。她是一位護士，皮膚黝黑、體型比一般人龐大，別人經常會對她的外表冷嘲熱諷。可能因為外型的關係，她在職場常常會受到排擠，同事總是要她跑腿（美其名是幫她減肥），或是讓她接手別人不想做的工作；而她跟家人相處不是很和睦，加上經常要輪大夜班，導致生活作息不規律。所以，她最大的快樂，就是下班後好好享受喜歡吃的東西，藉此發洩一天的不滿。但是，吃多了難免變得更胖，讓她陷入更難過的自我嫌棄中，因此也嘗試過斷食等激烈的手段來減重，當然，效果不會有多好。

像這樣的案例，顯然情緒壓力才是問題最大的根源。試想，她的生活只有吃是唯一的娛樂和發洩，在這樣的情況下，叫她少吃、多動、上健身房，都不可能持久或有效之計，因為那樣換來的體重數字只是治標而已。

因此，我選擇了先使用巴哈花精調整她情緒方面的問題，待壓力減輕、情緒穩定之後，她減重起來速度就快多了！

此外，相信有過減重經驗的人都知道，停滯期是最難熬的。我在此也和大家分享，經由多年自然醫學臨床經驗所創造的「王氏新陳代謝引導減重法則」（簡稱「王氏代導減重法」）。

我帶領患者減重的第一步，就是先做仔細的諮詢，了解並決定先從身心靈哪個方面著手，再展開代導減重法。其實，減重會產生停滯期，是因為減重時的少吃，讓大腦誤會身體進入了一個缺乏食物的飢餓狀態，進而啟動自我保護機制，然後調低基礎代謝率，體重就會因此而停止下降。這種狀況與其說是停滯期，我反而認為這是身體對同樣的方法習慣或麻痺了，而導致的結果。所以，不如把減重的手法拆開來使用，首先做好飲食控制，當停滯期出現後，再加入運動，或是運用排毒、量子能量減重、撥恩技巧、針灸等其他自然醫學的方式來輔助。在這樣的引導下，大腦就會因為各種狀況的產生，跳脫既有的平衡，而繼續調整身體的新陳代謝率。

如果體重來到停滯期，那麼偶爾不妨藉由大吃一頓，來欺騙你的大腦——減重的長期肌餓會使大腦認為欠缺食物，因此啟動生存機制留住體重也抓緊養分。所以，不忌口的一頓餐，是讓你的大腦及身體誤以為飲食已正常，進而解除新陳代謝停滯的機制；如此一來，隔天再節食時，就會加速新陳代謝，也可以慰勞一下自己減重的辛苦。只要別因為破了戒就克制不了食欲，想要輕鬆跨過停滯期，或在一週內安全又輕鬆減掉一、兩公斤，其實一點也不困難喔！

## 貪吃急救站

民以食為天，每個人每天一定要吃東西。對現代人而言，飲食是生活的一部分，也代表了品味與文化，早已不再是為了填飽肚子而已。

生活中，我們難免會因為一時興起，或節日慶典、推託不了的應酬、情緒不穩等種種因素，不小心吃太多或吃過頭了。但是，如果一天到晚都在注意什麼可以吃、什麼不可以吃，其實也是給自己不必要的壓力，別忘了壓力永遠是最大的健康殺手。

我自己也是美食主義者，因此免不了會有想放縱大吃的時候。輸給口腹之欲之後該怎麼辦呢？在此提供幾個貪吃後的排解妙方。這是提供讀者應急，而不是鼓勵大家亂吃東西喔！可別忘了定時定量才是良好的飲食習慣。

## 吃得太油怎麼辦？茶品、高纖維是油切解膩好幫手

逢年過節需要聚會應酬，或是到吃到飽的餐廳，一不小心就吃得太油或吃太多，雖然有人會利用甲殼素製錠來阻斷油脂吸收，然而，效果如何卻是因人而異，而且對甲殼海鮮會過敏的人也不適用此方（不過甲殼素可以幫助降低膽固醇及調節腎臟功能）。

茶品永遠能帶來最佳去油解膩的功效，因此，建議多喝一些無糖的綠茶、紅茶。或者在聚會前先食用一些寒天（洋菜）製品搭配飲用清水，增加腸胃飽足感，自然就不會吃過頭了。攝取高纖維的食物也會幫助油脂的吸收，而如果吃太多油炸物，則需要補充好油及大量抗氧化劑（維他命C）來補救。吃太多肉，就需要吃酵素來幫助消化。

此外，把半杯到一杯的白醋稀釋在四公升的水裡，每天喝三百至四百毫升，可以幫助降低膽固醇。醋（$CH_3COOH$）本身是弱酸性，但是卻可以跟氫氧根負離子（$OH^-$）以及氫離子（$H^+$）結合，來調節身體的酸鹼值。所以攝取適量的醋，除了可以調節體內酵素的運作（酵素需要在正確的酸鹼值下才能運作正常），也會在肝臟生成膽固醇時，跟氫氧根負離子結合，將膽固醇帶離開身體。小心，別讓膽固醇愛上你喔！

## 吃太多飯怎麼辦？醋類酸劑可以促進澱粉消化

東方人以米、麵為主食。在農業時代，澱粉提供了身體快速的熱量補充，而這些熱量也會隨著每天辛勤的勞動被消耗掉。但是，越來越多健康研究指出，因為現代人已經脫離了勞動的生活形態，攝取過量的澱粉不但會轉化成脂肪，也會讓我們容易產生心血管疾病；因此，唯有讓澱粉盡快被消化代謝，才能降低澱粉堆積在體內轉換成脂肪的可能。酸劑與醋類製品都很有幫助，如蘋果醋、氫氧檸檬酸、氨基酸、複合酵素等。

另外，建議讀者如果一時仍無法將澱粉完全排除在三餐之外，最好選擇未精製過的澱粉類，如糙米、地瓜、全麥麵粉製品等等，可降低食材對身體造成的負擔。

## 抽菸喝酒怎麼辦？抗氧化蔬菜與飲水對抗菸酒危害

我們都知道抽菸與飲酒會有害人體，然而，它卻是許多人生命中不可或缺的良伴。以吸菸來說，會使人肺活量降低且長期處於缺氧狀態，因此建議無法戒除菸癮的人，最好常保運動習慣，透過有氧運動來維持心肺功能正常運作。

另外，菸品內含的大量自由基有致癌的危險，因此在飲食攝取上，更要注重抗氧化蔬菜、葡萄籽精華及富含維他命C的食材，以便減低自由基對人體的傷害。另外，據美國衛生署的資料顯示，如果經由人體實驗推估，抽菸者比非抽菸者增加三十五毫克維他命C的代謝量。所以美國的DRIs中特別建議，每日抽一包菸的人，每日需增加三十五毫克維他命C之攝取量。

說到解酒方法，雖然這在自然醫學裡也不是什麼祕密，但一般知道的人可能不多。對於要不要講解酒的祕方我很掙扎，畢竟喝酒對身體不好，寫出來又好像是鼓勵大家可以喝酒，即使喝醉了也沒關係。在家喝酒也就算了，但是酒駕對社會的危害太大了，所以我想還是寫出來，讓大家知道有方法可以保肝跟解酒，讓酒早點醒，以減少酒駕意外所帶來的悲劇。

我們都知道飲酒會造成肝臟負擔，大量飲酒後，通常人的體溫會上升，產生體內假性發燒（發炎）的現象，因此大量飲用水分並補充被酒精消耗掉的維他命B群和鋅，或者服用月見草油、牛蒡茶、花旗蔘茶，都有一定的幫助。而要幫助解酒的話，在國外我會服用奶薊的保健食品，不過因為台灣市面上目前沒有奶薊的保健食品，中藥材裡牛樟芝價錢又偏高，所以我建議可以使用有「千杯不醉」之名的葛根花來泡茶，解酒效果很好，而其他像是蜂蜜、烏梅跟菊花茶也很容易取得，解酒效果也不錯。使用同類療法來做酒精的解毒也很好，不過步驟比較麻煩，恐怕不適合在外應酬或已經喝到掛的朋友們實行。

除了以上的方法之外，其實還有一個很簡單又便宜的解酒法，就是蒟蒻粉，也就是大家常聽到的寒天。蒟蒻含有豐富的葡甘露聚醣，可以吸收自身兩百倍質量的物質，讓這些物質不會被人體消化與吸收。因此除了減肥適用以外，可以在喝酒前及喝酒期間吃一些蒟蒻粉（粉狀效果比較好），把酒精吸附在蒟蒻的纖維裡，阻斷酒精經由消化道被吸收並出現在血液裡，我認為這是最經濟實惠的解酒小撇步。

但是，別忘了這些方法只稱得上救急，治標而不治本，我本身也不鼓勵讀者抽菸和喝酒，若想長保真正的健康，盡量遠離菸酒還是唯一上策。

## 吃太鹹怎麼辦？多喝水

現代人的飲食普遍偏重口味，長期吃太鹹除了有高血壓的危險，短期內也會造成身體容易水腫。很多人在大餐後覺得自己變胖了，其實這只是水腫而已，身體多出的兩公斤大多只是水分。這時要多喝水來幫助身體把多餘的鹽分排出，千萬不要在貪吃後馬上帶著罪惡感去作運動。除非每天都大吃特吃，否則，健康的身體是允許我們偶爾跟親朋好友相聚時，滿足一下口腹之欲的。

## 貪吃乳品怎麼辦？以菌制菌化解乳製品（起司）和高糖類的負擔

美味的起司人人愛，但是其中內含的酵母菌卻容易導致各種炎症，例如陰道炎和暗瘡等等。不過，幸好酵母菌的天敵是益生菌，當我們偶爾吃多了含酵母菌的產品，不妨多多補充益生菌；另外，吃太多甜食、飲用甜酒或高含糖的酒類，也會造成發胖和炎症，因此除了透過運動代謝體內的糖分，也可以補充益生菌，達到體內菌叢生態平衡，維持健康。

只是，市售的益生菌製品（如養×多）往往附含大量糖分，因此建議在選用上以專門的益生菌保健食品為主，而且最好是粉狀包裝，才能保留最多活菌。

除此之外，每天補充足夠的水分，也可以加速有害物質排出體外（詳見第65頁）。

最後，若是長期有過量飲食的問題或菸酒上癮的情形，就得探討心理情緒壓力方面，才能有效地從根源上解決問題。

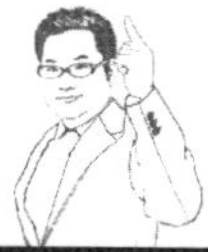

Dr. Wang 怎麼說

## 我看酒駕與菸害

關於戒煙與戒酒，我有些突發奇想和讀者分享。

這幾年來酒駕車禍致死的新聞頻傳，真是我不撞人、人來撞我的天外橫禍！每當走在路上時，除了要擔心汽、機車對空氣的污染，還要三不五時閃躲抽菸民眾所排放的二手菸……這兩樣東西對社會安全及生活品質的危害，對我來說已經快到臨界點了，然而，政府卻因為稅收而忽略了一般非菸酒民眾的權益，即便現在有了「菸害防治法」，但也顯得有點遲，而且治標不治本——會抽菸的人還是一樣多，只是從公開抽變成躲起來抽。

雖然，要菸酒癮頭至深的人突然戒掉，不是一件簡單的事，但是除了被抓到才罰錢之外，是否有更具效率的做法呢？我是這麼想的：首先，在販賣菸酒的零售商建立電子管理制度，並且由健保局配合；每次需要購買菸酒的民眾，都必須出示健保卡，購買的數量都會在刷健保卡時被紀錄下來（備註：日本已經開始在香菸販賣機加了有IC卡才能購買的管理制度喔）。

而民眾購買香菸多寡的數據，則可以拿來作調整健保費的一個基準（這是公平原則，不抽菸不喝酒的人沒道理幫喜歡殘害自己身體的人負擔健保費）。這樣一來，既可以幫助健保局的收支，又可以透過健保卡管理並避免未成年的民眾購買菸酒。（當然，外籍或其他特殊身分的人士，可能要有其他的紀錄方式。）甚至發生酒駕肇事時，這些記錄也可幫助追查販賣過多酒品給肇事者的營業者；在加拿大若是酒駕肇事，賣酒的酒吧或在派對上提供酒的主人，都會有連帶的刑事責任！

此外，更進一步的管理，就是當健保卡統計購買量的制度上路後，便可以限制購買量的方式，半強迫民眾逐年減少香菸攝取。例如，假如一個民眾今年已經買了一百包菸，達到上限，那隔年就只能買九十五、九十包，如果超過了就調漲其健保費用，或是其他懲處方式等等。

雖然任何法律之下都會有人鑽漏洞，但是，我是真心期許台灣是一個無菸害、無酒駕的安全樂活國家啊。

# 第三章 簡易自我檢測

說到檢測，一般大家熟悉的不外乎是驗血、驗尿、胃鏡、直腸鏡、X光、磁核共振等，隨著科技的進步，檢測也變得越來越精密、複雜，價錢也越來越貴。自然醫學裡有很多是不用花很多錢也可以得到不錯結果的居家簡易檢測法，其中有些仍屬於需要專業醫療知識與複雜的檢測方法；因此我刪除了後者，把最簡單方便的方法介紹給大家。當然，以下檢測的準確度可能無法跟精密醫學儀器相比，但是可以讓讀者在家裡對自己的身體狀況有一些初步的了解與篩選，有需要時再去尋求專業醫療專家的協助。不過，有時候簡單的檢測也會有讓你意想不到的結果喔！

# O環檢測法

## 何謂O環檢測？

愛因斯坦的方程式 $E=MC^2$ 證明了宇宙萬物皆帶有能量，且能量之間可以產生交互加乘或相減作用，因此，人的能量也能和外界能量產生反應。由日本醫師兼物理學博士大村惠昭研發出來的「O環檢測」，又名「O輪檢測」（O-Ring test），概念就是以單手（通常為右手）的兩指圈成圓形，另一手持受測品，並請人以外力嘗試拉扯、打開手指做的圓環，用以判斷受測產品的能量信息是否夠強烈。

O環檢測的目的，就是確認某些產品對自己是否有助益及正向能量；常見適用範圍是食品、藥物、保健產品或能量礦石等。

## O環檢測，請你跟我這樣做

本實驗需要兩個人，一為主實驗者，二為協助檢測者。

❶實驗者左手心攤開向上，右手的姆指與食指，或姆指與中指，先圈做「O」字狀；即為「O環」。

❷助測者先試著用雙手拉開實驗者所做的O環，以實驗者的指力做為能量參考值。

❶ 右手兩指圈作「O」字狀，左手持欲檢測的物品。

❷ 助測者試著用雙手拉實驗者的O環，以此指力作為能量參考值。

❸ 如果該物品對人體能量有助益，O環將難以被拉開；反之則會輕易被拉開。

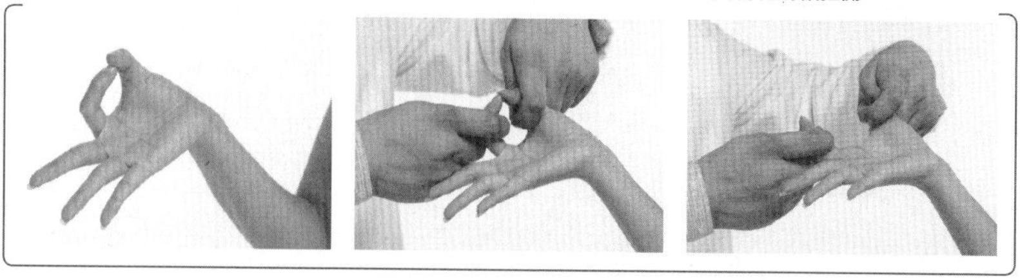

❸實驗者以左手拿欲檢測的物品，助測者再重覆上述拉開右手O環的動作，藉此判定左手所拿之物品，是否與主測者產生能量交互作用反應。

如果該物品對人體能量有助益，O環將難以被拉動；反之，O環會輕易地被拉開。

## O環檢測的變化型

O環檢測雖然十分有趣，且對很多人來說都實用又有準確性，但萬一沒有旁人可以協助怎麼辦？因此，我在此分享另一個與O環測試同原理的變化型給讀者。總之，能量測試的方法有很多，不需只拘泥一種。下列的介紹也包括一個人就能完成的O環檢測法，如果沒有人可以幫忙時，也可以自行找出參考答案。

## 臂力能量測試法

本測試法是透過手臂平舉的支撐力，來判斷能量是否與測試者契合。除了測試者本人之外，仍需一個協助者。

❶測試者先將左手心貼在胸口，約胸部頂點水平連線的中心處；

❶ 測試者將被測試物放在左手，左手心貼在胸口，右手平舉與肩膀同高。協助者以兩指壓按測試者平舉的手腕處。

❷ 當手臂較難被壓下，則該測試物產生的對應能量較強。

❸ 如果手臂輕易的被壓下更大幅度，就表示對應能量較弱。

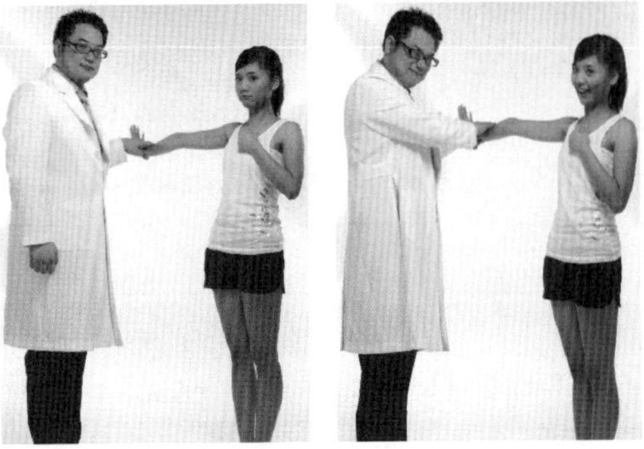

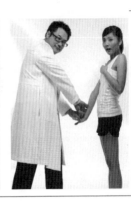

然後右手手臂平舉與肩膀同高。

❷協助者以任何一手的兩根手指（食指與中指），壓按測試者平舉的手腕處，感受一下受測者手臂維持平舉高度所需的力道，以此力道做為標準值。

❸接著，測試者將欲測試之物品以左手拿取，或者用左手觸碰，再請協助者試以同樣力道壓測試者平舉的右手手腕，看看手臂高度是否有所變化。

當手臂較難被壓下，或壓下的幅度變小時，則該測試物產生的對應能量較強（此物品對測試者較有助益）。反之，如果測試者的手臂輕易地被壓下更大幅度，就表示對應能量較弱（此物品對測試者會有較不好的影響或無任何好處）。

**雙手交扣測式法**

左、右手的食指與姆指各自做一個O字並交扣，先測出參考值的拉力後，再透過不同物品擺放於膝上，測試能量與測試者本身的對應。當該物品對人體能量有助益，O環將難以被拉動；反之，O環會輕易被拉開。

### 彈指測式法

在自然放鬆的狀態下，右手手心微朝上，姆指與食指呈O字，再以自然的力道彈開，多試幾次確認彈開的寬度，以做為標準值。

確認標準值後，左手接觸或拿著欲測試的物品，右手彈指，看手指開展的幅度是比標準值寬或窄。較寬，物品對測試者產生的對應能量較大。較窄，則對應能量較弱。

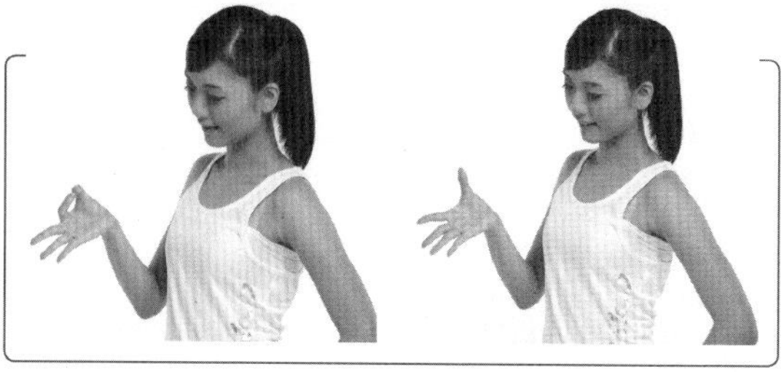

❶ 姆指與食指呈O字。 ❷ 再以自然的力道彈開。

### 用O環檢測排解過敏

很多人為過敏所苦，但是又不知道到底什麼才是過敏原頭。其實，人體的過敏會因為種種因素而產生變化，現在的你或許對雞蛋過敏，但如果兩週後毒素排除，或是作息改變，也許就不再需要避免食用雞蛋。很多時候不一定要花費金錢與時間做過敏原檢測（詳見p116糙米排毒檢測法），我個人認為透過O環檢測來找出過敏原是一個非常便捷且精準的方法。

為了方便起見，你可以練習上述用雙手自行完成的O環測試法。接著，試著把一些可能的過敏原，放在膝上作測試；你可以自我詢問：「這個東西（食材）對我有益嗎？」當答案

合谷穴的位置　行間穴的位置

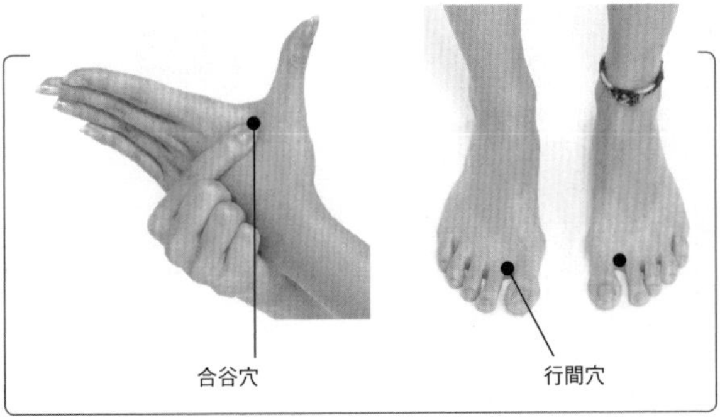


肯定時，O環會較難拉開。當你確認了至少一樣過敏樣本後，可以試著作「過敏排除」。

然而，「過敏排除」未必一次見效，因此不妨透過O環來了解自己一日之內應該做幾次過敏排除的治療。同樣的，用雙手交扣的O環，詢問自己應做的治療次數；例如你問到第二次時O環仍打不太開，但問「做三次」O環卻被拉開時，代表你的身體反應只需兩次排除治療即可。

確認每日應作的次數後，以下是排除過敏的方式：

先將過敏原放在膝上，接著用手壓按雙手的合谷穴（虎口蹼狀組織）和雙腳的行間穴（姆指與食指間的蹼狀組織），各一分鐘。

完成壓按後，再試試之前的過敏原樣本，看看O環的答案是什麼。如果過敏原效果趨緩，就表示排除治療已有效果，若效果不佳，則應尋求自然醫學醫師做專業協助。

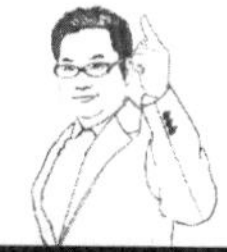

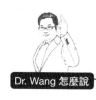

Dr. Wang 怎麼說

## 能量檢測小妙招

O環檢測是非常生活化且實用的一種能量檢測，我自己也常常使用。不過，O環檢測比較麻煩的是需要另一人的協助。話說某次我在香港機場的藥妝店看到許多台灣沒有的保健品，其中非常吸引我的就是號稱對眼睛有助益的藍莓粹取物產品。由於我的工作和生活習慣大量消耗眼力，因此很想買來一試。然而，錢要花在有價值的地方，更何況它的標價頗令我皺眉頭，彷彿只要扯到「天然健康」，就只有一個字：「貴」！因此我打算使用O環檢測來確認這個產品到底對我有沒有幫助，於是我立刻請藥妝店的店員幫忙。或許我的要求對她而言前所未見，不論我如何解釋，她就是不願意協助。

做不了O環檢測，沒關係，我還有別招！人體和宇宙能量不滅是亙古的真理，因此早有許多研究學者找出確認能量存在的其他方式。除了O環檢測外，常出現在奇幻小說或動漫中做為占卜法的「靈擺檢測」（Dowsing test），也是很平易近人的能量檢測小妙招。

靈擺檢測也很簡單，就是以鍊子或繩子固定一個有重量的物品，這樣就是現成的簡易靈擺了。有了靈擺後，用手把它懸吊在受測品上方，心中想著：「這個物品對我的健康（或其他標的）有沒有幫助？」耐心等待靈擺的擺動，透過順時針或逆時針的旋轉方向，來判斷受測品是否對自己有所幫助；順時針代表有幫助，逆時針則沒有。所以，我拿下掛在脖子上的項鍊做靈擺檢測，結果靈擺的轉向是逆時針，顯示這個產品對我沒有幫助，因此我決定省下這筆錢。

雖然無論靈擺或O環的檢測，都曾有一些醫學專家與物理學者提出異議，認為手指能否拉動或是靈擺的轉動方向，都跟個人意識、力氣有關。這樣的論點當然有其道理，然而不可否認的是，世界萬以擺墜懸掛在受測品上方，可測知這個物品對自己有沒有益處。

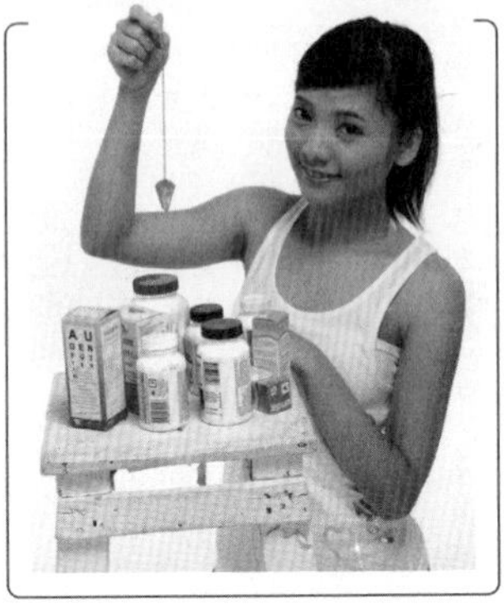

物都含有能量，而且最後的取決是在個人。因此本書所介紹的O環檢測等一系列的能量檢測法，僅提供一個做決定時的參考，而非絕對。

另外還有一點需要注意的，由於每個人的體質、健康狀況有所差異，因此，一個對A君來說感覺不到任何能量或必要性的健康食品或保健品，對B君卻未必沒有幫助；反之亦然。所以，我們不必因為一己感受，全盤肯定或推翻某些保健產品的功效，重點還是要以個人立場與需求做出判斷。

由於能量的測試跟個人的意識有關，在測試的過程中，測試者跟被測試者應盡量保持清醒與放鬆，不要有預設的立場，這樣會讓測試的準確度提高很多。不過如果怕自己主觀意識太強或別人拉扯的力道不一，影響測試準確度，也可以使用市售的指力器或握力器來輔助，可讓結果更加量化與科學化。

## 基礎體溫檢測法

「基礎體溫檢測」是一種判斷甲狀腺機能的好方法。有很多資料顯示，對於早期的甲狀腺低下症狀，目前的血液檢測經常不能很明確檢測出來。很多人做完檢測，醫師會告訴你甲狀腺是正常的，可是你仍然有低甲狀腺素的症狀，或覺得身體根本就糟糕到不行。

基本上，一個輕微甲狀腺低下的患者在血液檢測後，仍然會顯示正常，因為血液檢測只有30％的準確度。美國梅約診所指出，約10％的民眾有甲狀腺的問題，但是實際上可能更高。甲狀腺低下的人通常會因TSH值的數據較低，而被直接診斷為「甲亢」（甲狀腺機能亢進），而不是甲低；即使病人出現的是甲低的症狀，包括憂鬱、深色皮膚、體重問題、慢性感染、婦科問題、掉髮、低血糖等，也是如此。由此可見，TSH檢測並不夠準確，而更複雜且準確的檢測叫作TRH（Thyrotropin Releasing Hormone test），但是這個檢測的複雜度，對於病人及檢測人員而言都很不方便，而且費用過高。

美國甲狀腺權威布羅達・奧圖・巴內思（Broda Otto Barnes）醫師指出，其實只要透過「基礎體溫檢測」如此簡單的方法，就可以知道有沒有甲低的問題，因為甲狀腺素對細胞的新陳代謝非常重要，體溫是否低於攝氏三十七度，是明顯的指標。

## 巴內思博士建議的基礎體溫檢測程序

❶準備一個簡單的體溫計，放在床邊隨手可取的地方。

最好不要使用有汞（水銀）的體溫計，以免不小心破裂，讓汞的毒素經由呼吸或皮膚進到體內，產生汞中毒。美國的環保組織EPA還有小兒科協會（AAP）都已經呼籲禁止使用水銀體溫計。

❷早晨醒來後，起身離開床之前把體溫計放在腋下五分鐘。起床喝水、吃早餐和上廁

所，都會影響體溫準確度。

巴內思博士偏好測量腋下體溫，是因為很多人會有低程度的鼻腔、口腔感染，在冬天或夏天睡冷氣房時會比較嚴重；而這會使口腔的溫度上升，影響測量準確度。當然，如果你沒有這樣的問題，就可以測量口腔的溫度；兒童或行動不便的者，可以測量肛溫。女性則必須把排卵期列入考量，因為排卵時體溫會上升。

❸持續測量起床時的體溫五天；女性應該要在月經後第二或三天，才開始連續五天的測量體溫。

正常的腋下體溫是攝氏36.5~36.7度（華氏97.8~98.2度）；肛溫則是攝氏37.1~37.3度（華氏98.8~99.2度）。準確並持之以恆的測量，會讓你更清楚地了解甲狀腺的運作狀況。

## 體溫檢測注意事項

如果體溫偏低，而血液檢查報告正常，請重新看一次報告。因為你的甲狀腺素可能在較低的正常範圍內；最理想的起床體溫約是攝氏36.7度，而體溫會隨著一天的作息改變。一般而言，早上八點到晚上十一點，口腔溫度的變化大約是在攝氏37~37.2度。想知道自己一天體溫的變化，最好的測量時間是上午十一點到下午三點，以及午飯後二十分鐘，這是甲狀腺運作最旺盛的時間。

能讓體溫維持在攝氏37度是最好的。甲狀腺系統是一個很複雜的機制，只要有細菌、寄生蟲、病毒等一旦侵入，都會導致疾病或症狀，包含身體免疫系統失調等。然而，當人的體溫不正常時，身體的賀爾蒙會無法正確的運作，就比較容易生病。

如果你體溫堪稱正常，可是仍會感到不適，這可能是因為你的體溫被一些輕微的感染症狀給提升了；因此，症狀仍是很重要的指標，請勿輕視。巴內思博士估計超過40％的成年人有低甲狀腺、高血壓、肥胖、憂鬱症、便祕及其他種種的慢性疾病，所以要時時留心身體的訊息，不能忽略任何一個細節。

## 檢測是否缺乏碘

另外，分享一個小妙招，可以去藥房買一罐便宜的碘酒，然後在肚皮上（或身體其他不會碰觸到衣物的部位）用碘酒畫一個約硬幣大小的圓形，觀察碘酒是否能殘留在皮膚上約二十四小時。如果深褐的碘酒在兩到六小時就被吸收了，那表示你可能缺乏碘。被吸收的速度越快，表示你體內的碘越缺乏。

體內碘的含量是否正常，也是影響甲狀腺正常運作所需的要件之一。不過，這只是一個方便簡單的方法，以參考為主。如果希望更精準的了解體內含碘量是否過低，仍建議讀者透過驗血的方式確認。

**【身體攝取反式脂肪酸可能出現的現象】**

❶ 女性會提高得乳癌的機率。
❷ 反式脂肪酸會使血小板凝固，導致心血管疾病。
❸ 發炎和疼痛變得更嚴重，這是因為反式脂肪酸干擾了身體正常消炎的機制。
❹ 反式脂肪酸會破壞細胞的完整性，導致免疫系統降低，使我們更容易生病。
❺ 反式脂肪酸跟過動兒、憂鬱、疲勞也都有直接關聯，因為大腦是脂肪組成的，反式脂肪酸會影響大腦正常的功能。
❻ 肌肉疲勞酸痛、皮膚的問題也跟反式脂肪酸有關。

# 必須脂肪酸檢測法

本書第二章已經提過必須脂肪酸對身體的重要，它是身體所必須的養分，人沒有它就不能生存。現代人之所以缺乏必須脂肪酸，是因為飲食西化後所攝取的氫化油。氫化油的結構很接近塑膠，完全不適合人體。而用氫化油所製造出來的成品就是反式脂肪酸。

反式脂肪酸不僅不為人體所用，它還會干擾並且霸占必須脂肪酸在人體運作所需要的酵素。怎麼知道身體裡面有太多反式脂肪酸呢？當你一直很想吃油炸的東西（像是鹽酥雞、薯條、洋芋片等）時，你就中獎了。

為什麼呢？這是身體缺乏必須脂肪酸時，所發出想吃油脂食品的警訊。當我們應該攝取的養分被像是塑膠的反式脂肪酸所取代時，大腦會一直發出想吃油炸品的訊息，可是因為又沒有真正補充到必須脂肪酸，反而會越來越想吃油炸品。

凡是身體有慢性酸痛的人，某種程度上身體都是處於慢性發炎的狀態，所以請絕對要禁止食用任何含有反式脂肪酸的食品，並要多補充必須脂肪酸；同時也要減少食用肉類，才不會讓發炎的情況惡化。

❶ 手拿重物，手臂跟肩膀呈九十度。 ❷ 把重物往肩膀提起，再放回原本的九十度。

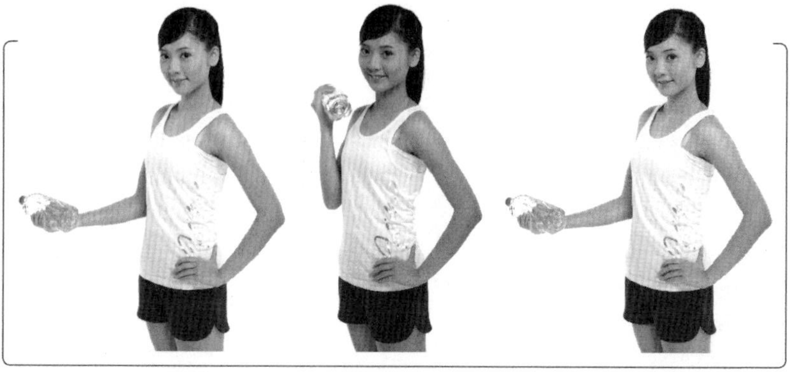

## 重複肌肉挑戰

另一個會缺乏必須脂肪酸的原因，是因為錯誤的減肥觀念。媒體跟廠商每天都在替消費者洗腦，要大家油切跟甩油，大家在怕油避油的同時，卻反而忽略掉要攝取正確的脂肪，這是因噎廢食了。

我教大家一個簡單的方法，來檢測自己是否缺乏必須脂肪酸。準備一個有重量又方便拿的物體，像是啞鈴或是瓶裝水，男生大約拿三到四公斤，女生大約拿一到兩公斤的重物（也可以使用適當的啞鈴或重物）。這個方法需要手拿重物，加上單一關節重複的肌肉動作來完成：每秒一下，在固定的速度下連續做二十次。

首先是手拿重物，手臂跟肩膀打開到九十度。這時把重物往肩膀提起，再放回原本的九十度。這樣算一次，重複二十次。

只要測試者的手臂能在每次回到九十度的地方都卡得緊，就是體內不缺必須脂肪酸；如果無法在九十度時卡緊，就是缺乏必須脂肪酸的警訊。因為身體在有氧運動下會使用脂肪做為能量來源，只要是正常沒有缺乏必須脂肪酸的肌肉，就可以承受連續二十下、每次都精準到位的動作。

如果有肌肉無力或是用力過了頭、無法控制力道、軟弱等等，都表示身體可能缺乏必須脂肪酸，那就請好好地攝取吧！

## 胃酸檢測法

胃酸過多或不足，或者一般泛稱「胃病」的種種胃部不適，幾乎成了現代人的國民病。胃酸生成過多或不足的原因有很多，除了來自飲食習慣、情緒與精神壓力，胃酸不平衡同時也是身體的警訊，代表胃部可能產生消化性潰瘍或膽囊發炎。胃酸過多的症狀是容易打嗝，打嗝時會有胃酸逆流、胸口燒痛等不適；胃酸少時則容易導致消化不良及下痢。

很多人有胃部不適的問題，卻往往不知問題在於胃酸過多還是胃酸過少？就我所知，這一點很多主流醫學醫師常會誤判，往往會對並沒有胃酸過多的人開抗胃酸的藥。而在自然醫學的領域，除了可以從症狀上判斷之外，其實還有很簡單的方法，自己在家就能檢測胃酸。在此向讀者介紹「pH值測試法」、「小蘇打粉打嗝檢測法」及「HCL檢測法」。

## pH值檢測法

**【準備用品】**

❶ pH值石蕊試紙，可於藥房購得；最好選購能從pH 0.1測到11.0的試紙。

❷ pH登記本，或填入Dr. Wang飲食日誌pH值記錄表格（p280，可複印使用）。

**【施行方法】**

❶早上起床後含一片試紙，確認有沾上口水，並加以對照包裝盒上的資料與數值。

❷接著，早餐後約半小時左右再測試一次；或逐步於餐前、餐後做記錄。

如果你的胃酸正常，第二次測試的pH值應該要往上大約兩級；例如，初次測試的pH值可能是7，而第二次則是9。若你第二次測試的pH值並沒有變高，或者原本的數值就偏低，在6.5以下，那麼很顯然你有胃酸不足的情況。先做出正確的判斷，再選用適合的處方，才不會讓你自己「以身試藥」，造成健康的負擔。

❶ 早上起床後含一片試紙。

❷ 對照包裝盒上的資料與數值，看 pH 落在哪個顏色區。

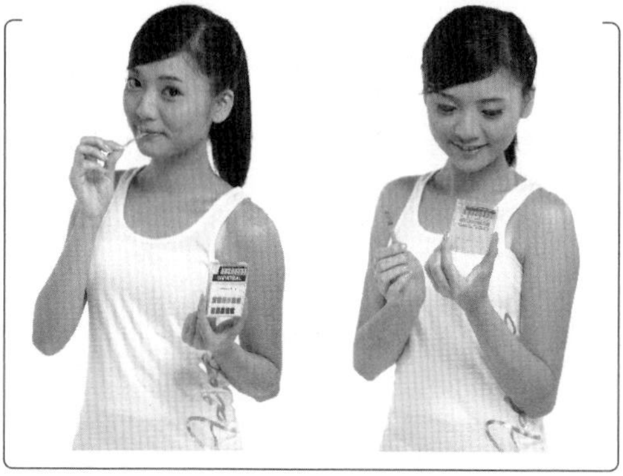

另外，如果希望測試更精準，建議各位要把每天不同時段測到的pH值記錄下來，這其實可跟自然醫學中建議撰寫的飲食日記結合；在寫飲食日記的同時，用pH試紙記錄每餐前與後的數值，藉以長期觀查。透過日記的形式詳細記錄每天進餐的內容、身體的變化狀況，往往可以判斷什麼食物適合自己、或者其實它們可能是過敏原之一。

## 小蘇打粉打嗝檢測法

**【準備用品】**

❶小蘇打粉（baking soda）。

❷飲用水。

**【施行方法】**

❶準備一湯匙的小蘇打粉，混入一百毫升的飲用水，攪拌均勻，大約一口可容易喝下的量即可。

❷飲用小蘇打粉水後，觀察大約過了多久會開始打嗝。基於 $HCO + HCl = H_2O + CO_2$ 化學式的原理，小蘇打跟胃酸會產生二氧化碳，於是會有打嗝的現象。如果超過二十分鐘以上仍沒打嗝，就表示你的胃酸過低；十分鐘內就開始打嗝，則胃酸較高。

初次飲用時，若二十分鐘內並沒有打嗝，可以再喝一次同劑量的蘇打粉水。若連續四次（八十分鐘）都沒有打嗝的話，就代表你的胃酸並沒有分泌；這種情況往往是長期服用抗胃酸西藥所引起的，當人體過分仰賴藥物時，往往會使得胃酸分泌的機制都停止了。

## HCL 檢測法

**【準備用品】**

未稀釋的蘋果醋酸，適量。

**【施行方法】**

❶在用餐過程中，喝下一湯匙的蘋果醋酸，如果感覺到肚子裡暖暖的，或有輕微疼痛感，這表示你的胃酸是足夠且適量的。

❷如果你一點感覺都沒有，請嘗試在下一次用餐時喝兩湯匙蘋果醋酸。如果還是沒有反應，就於再下一餐多喝一湯匙，以此類推；直到你的腹部出現溫暖或疼痛感，然後再減少一湯匙。

這是一個可以輕易知道自己胃酸夠不夠，或是需要多少外力來幫助消化的方法，但有胃潰瘍或已知胃部有疾病的人請勿使用此法。

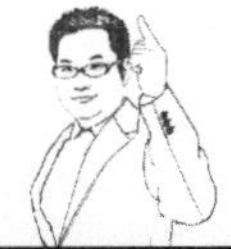

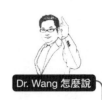

Dr. Wang 怎麼說

### 測試胃酸要注意……

以上三種測試胃酸的方法，最安全的不外乎pH檢測法，可是要花的時間比較多，相對也比較麻煩一點。小蘇打粉打嗝測試法跟醋酸測試法，在原理上剛好相反，一個是鹼性的測試，另一個則是酸性的測試。我建議先從小蘇打粉打嗝測試法開始，因為這是比較安全且對身體較無傷害的方法；尤其是當你已經有胃潰瘍或其他胃部疾病的疑慮，醋酸測試法容易導致胃酸分泌過多，並刺激到傷口而產生不適。有感於現代人有胃部不適者的比例實在很高，因此我比較不推薦此方法，也請讀者審慎思考、斟酌，再行嘗試。

## 血壓計測組織礦物質缺乏檢測法

在這個時代，大家普遍知道要補充健康食品，而大部分的人都知道補充綜合維他命，但是會補充礦物質的人卻少之又少。其實，人體很多功能是需要礦物質才能維持正常的機制與運作。尤其在體內酵素的運作中，礦物質扮演著不可或缺的角色，當體內礦物質不足時，酵素的運作就會減緩甚至停止。

現代人缺乏礦物質的原因有三：

❶吃下由缺乏礦物質的土壤所種植出來的農作物。

❷吃太多精緻食品（過度加工處理後的食品裡缺乏礦物質）。

❸服用西藥導致礦物質流失。

缺乏礦物質時，起初症狀不太明顯，會出現類似疲勞、無精打采、精神狀況不好、體力欠佳等症狀；若長期缺乏的話，就容易有慢性疾病產生，最嚴重會導致死亡。

## 透過血壓計檢測

大部分人飲食中常缺乏的礦物質為鈣、鐵、鎂、鋅、鉀、硒等。自然界已知的礦物質有一百一十五種，天然存在的有九十二種，而人體裡面檢測到的有八十一種；每一種都有它獨特的檢查方法，像是驗血、驗尿、X光、毛髮檢測等。在此提供一個簡單的礦物質檢測法，只要透過量血壓計，就可以初步了解自己身體有沒有缺乏礦物質：

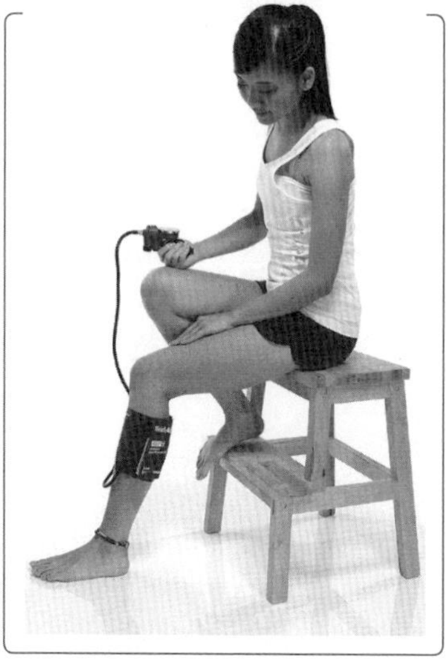

將一般的血壓計氣囊套在小腿肌肉最粗的部分，並充氣，可檢測是否缺乏礦物質。

❶首先，請被檢測者先坐下。將一般的血壓計氣囊套在小腿肌肉最粗的部分。

❷接著開始慢慢地充氣，直到被檢測者反應不適為止，請被檢測者告知什麼時候會感到

漲痛（有點像抽筋的痛）。隨即觀察測量到的血壓為多少，並放鬆充氣手把。

只要血壓低於200mmHg者，就是礦物質不足。以上方法是藉由肌肉抽動與痙攣的反應，來測試肌肉組織內礦物質的含量。這只是知道身體礦物質（像是鈣、鎂、鉀）是否足夠的簡單方法，要想知道特定的礦物質是否不足，就得要去做更複雜的檢測了。對於忙碌的現代人來說，最快速便捷的解決之道，我的建議是，避免精製食物，多從飲食中攝取礦物質，或是補充綜合礦物質。

## 簡單測試水分是否足夠法

關於一天到底要喝多少水的爭議實在很多，有人說八杯水，有人說不需要那麼多，也有人說口渴再喝就好，其實會影響身體水分多寡的原因有很多種，以下的簡易方法都可快速地粗略知道當下自己身體是否缺水了。原則上還是呼籲大家多喝水，尤其是平時喝很多咖啡跟茶來代替水的朋友。

### 皮膚彈性張力測試法

首先把手背表皮的皮膚抓起來停留約一至三秒然後放開，看皮膚是否馬上恢復原狀，如果恢復緩慢的話，就可能是缺水了。

## 靜脈檢測法

❶首先直立站好，雙手垂直放下靠在大腿上。
❷檢查一下手背上可以看到的靜脈，看看是否可以觸摸到或肉眼確認到靜脈？
❸過兩分鐘，把手慢慢地舉到心臟高度，再看看是否還能看到或觸碰到手背靜脈？如果碰不到（沒有突起）而只能看到靜脈、或是根本看不到靜脈，那就是表示身體可能缺水，趕快去喝水吧！

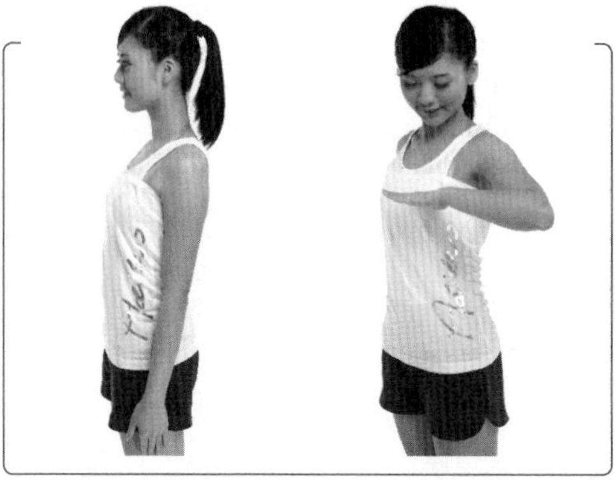

❶直立站好，檢查手背上可以看到的靜脈。
❷過兩分鐘，把手慢慢舉到心臟的高度，再看看是否還能看到或是觸碰到手背靜脈。

## 指甲檢測法

用自己的手指重壓其他手指指甲兩秒鐘，然後放開，手指甲的顏色應該迅速地由白轉粉紅。如果沒有的話，也是可能缺水的一個癥兆。這方法同時也可以用來測試末梢微血管循環功能的效率。

# 糙米排毒檢測法

當我們身體出現慢性症狀，如消化系統、神經系統、呼吸系統或皮膚代謝異常時，就要考量是否有飲食不耐或食物過敏的情況。除了抽血檢測以外（但一般源自國外的抽血檢測比對的項目，不一定符合國人飲食習慣），我認為可以透過使用糙米的「過敏原排除檢測飲食法」，就可以在家找出最貼近自己生活又影響健康的飲食問題徵結。

基本上，使用飲食排除法的目的，是在找出導致身體不適的原因；但是，可能引發身體不耐症的食材有千百種，尤其在台灣路邊到處有小吃的環境下，想落實飲食排除法，是一個很大的挑戰，所以我個人喜歡使用「糙米排毒法」。糙米除了可以排毒，又能維持飽足感，讓在找尋不耐原與過敏原的過程中簡單許多。

為了提升檢測精準度，**我建議讀者養成寫飲食日誌的習慣，記錄每餐的內容與分量，甚至進食時間、排便次數、身體反應和情緒狀況等等，盡可能越詳細越好，如此才能看出食物與身體變化的連結**。如果不知怎麼著手、要記載哪些內容，附錄有我獨家設計的基本飲食日誌表格（p280），讀者不妨影印來使用。

## 盡可能只吃下列食材

「糙米排毒檢測法」的施行原則很簡單，就是使你的三餐飲食單純化，盡可能只吃下列食材，攝取的量則不限制：

**有機糙米**

有些人會抱怨糙米煮出來的口感很硬，我的建議是，除了以溫水洗米五、六次之外，最好能將糙米浸泡在水裡至少六小時，或者前一晚就開始泡也可以。水跟米的比例是2~2.5:1，也就是大約兩杯或兩杯半水對一杯米，當然也可依照個人口感喜好，調整水與米的比例。接下來以電鍋煮熟即可。

**有機蔬菜**

除了玉米跟菇類以外，其餘的蔬菜種類不限，但要確認清洗乾淨。不限制烹調方式，生吃、蒸、烤或氽燙都可以。蔬菜不妨搭配糙米一起食用。但請勿選購冷凍或罐頭蔬菜。

**有機水果**

除了香蕉跟乾燥水果以外，其他水果都可任意食用，同樣請確保清洗乾淨。另外，水果應與其他食材分開食用，可於飯前半小時或飯後至少半小時吃。

### 調味料、佐料

橄欖油、檸檬、不含有鹽或味精的香草調味料、亞麻籽油。油類要選冷壓初次萃取者，烹調時不可超過燃煙點以避免變質，且油料產品最好開封後三個星期內使用完畢。

### 飲料

過濾的純水、有機花草茶（菊花、薄荷、檸檬等等）、新鮮蔬果汁、現榨或百分之百的果汁。果汁與水1:1的稀釋飲品也可以，飲料要在飯前半小時或飯後一小時攝取。

### 其他可用食材

扁豆、米果、芝麻、深海魚、放山雞、豆腐。

### 絕對禁止的食材

帶殼海鮮，如蝦子、蠔、蛤蜊、龍蝦、蜆，干貝和鯰魚。

### 施行建議

在施行七日糙米排毒法之後，要慢慢回復正常飲食，千萬不要大吃大喝，尤其請遠離速

**【恢復正常飲食的建議流程清單】**

| | |
|---|---|
| 第 1-4 天 | 香蕉、乾燥水果、蜂蜜（沒有殺菌的）、香菇、有機番茄醬、酪梨、無小麥的麵包、米粉、無糖的冰淇淋、無小麥的醬油、小米、莧菜、玉米、玉米油、紅花油、葵花油、芝麻油、菜籽油<br>**☆切記，不可使用氫化油！** |
| 第 5-7 天 | 巴西豆、美洲薄殼胡桃、芝麻、杏仁、胡桃、榛果、杏仁霜、杏仁醬<br>**☆不可以吃花生、花生醬、腰果、開心果。** |
| 第 8-10 天 | 鮭魚、鱒魚、沙丁魚、大比目魚（黃尾魚）、鯖魚、鯡魚、鱈魚、白鮭、鮪魚<br>**☆不可以吃有殼類。** |
| 第 15-18 天 | 雞、火雞、鴨、羊、蛋<br>**☆最好選擇放山雞、走地雞，以及相關的有機蛋。** |
| 第 19-20 天 | 蕎麥、扁豆、豆類、大麥、燕麥<br>**☆豆類一定要在烹調前充分的浸泡跟洗乾淨。** |
| 第 21 天 | 優格／優酪乳、希臘白色軟乳酪（Feta Cheese）<br>全麥的食品 |

食、內含大量添加物的垃圾食物。這個飲食方法可提供你在排毒與療癒過程中所需的養分，讓你不必餓肚子，也不需要計算熱量、秤重或精挑細選食物，肚子餓了就可以吃，吃多少都沒關係。不過，基本原則是用餐到八分飽，不要過量，也未必要一日三餐，少量多餐會更健康，而且可能會帶來意外的收穫——體重下降。

進食時，水果、蔬菜要跟糙米分開（請參考p34食物分類組合進食篇章）。某些食物在搭配組合上，會對身體產生不同的效果反應，雖然可能是更容易消化，但當進食組合不正確時（例如同時食用大量的肉與澱粉類），就容易讓消化系統產生負擔。因此建議最好讓飲食單純化，只吃蔬菜水果，或只吃糙米。另外，進餐時不要喝飲料，因為會稀釋腸胃裡消化食物用的酵素；飲料在飯前或飯後十至十五分鐘飲用比較適合。

## 結束糙米排毒

糙米排毒法對初心者來說是一個很艱辛的旅程，不過越能遵守此飲食規則，過程中你就會感覺越好。請要求自己盡量做到最好，專心於你可以做的，而不是你做不到的。當排毒期結束後，慢慢把各種食物加回你的飲食清單，是很重要的步驟。原因之一是不希望給身體太多的「驚喜」，而是應該要讓身體慢慢適應各種食物帶來的影響；其次，也就是可以藉此過程知道身體可能對那些東西過敏，這不失是個生活化的過敏原檢測法。

這個檢測法的重點是，一次只能在一餐中嘗試一種食品，當你發現身體對某些種類的東西是可以接受的，並沒有出現不適反應，就可以讓它回到你的日常飲食清單中。因此，你不妨試試某些你最喜歡的食物，看看身體的反應，身體會告訴你，它到底適不適合你食用。需注意的是，請不要食用任何罐頭食品。除了糙米排毒法以外，自然醫學中還有「生食排毒法」，這是屬於比較進階的飲食法，在本書就不做討論。

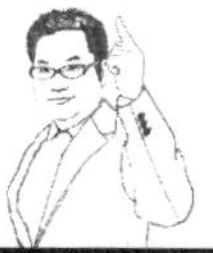

Dr. Wang 怎麼說

## 飲食不耐症和過敏的不同

很多人其實分不太清楚「飲食不耐症」和「飲食過敏」有何不同，飲食不耐症是因體內某些酵素缺乏，或因食物中所含之化學成分引起的身體不適反應。飲食過敏則是攝入體內的食物引起免疫系統的作用，所造成的不適反應。

一般在功能性醫學檢測時，急性過敏是看IgE的反應，慢性過敏則是看IgG的反應。食物過敏是免疫系統對某一特定食物產生不正常的免疫反應；然而，有些不適反應其實是食物不耐症，或是吃了不潔食物引起細菌感染，並非是食物過敏。所以在認定自己為過敏體質之前，不妨先釐清不適感真正的生成原因。

根據加拿大衛生署指出，真正對食物過敏者，小朋友只占了6%，大人則是4%。過敏這件事，我認為是媒體跟商人誇大炒作的東西，發生的機率並沒有大家想的那麼高。行醫至今，由於我本身成功處理很多「過敏」的個案，很多人都會問我：「有需要去做過敏原檢測嗎？」

「過敏原檢測」就是藉由抽血的過程，來檢測IgE對過敏原的反應，檢測價目從數千元到上萬不等。很多人做過檢測後的結果，不外乎是對塵璊、黴菌、牛奶、雞蛋過敏，但實際情況呢？即使避開了這些東西，還是照樣過敏／不耐，這又是為什麼呢？除了真的過敏以外，錯誤的食物進食組合導致消化不良也是主因之一。

從自然醫學的角度，最簡單的方法就是用「飲食排除法」來做檢測，當然這會花很

**【最主要的四種不耐症】**

| | |
|---|---|
| 乳糖不耐症 75% | 每 4 人中有 3 人 |
| 果糖不耐症 35% | 每 3 人中有 1 人 |
| 酵母不耐症 33% | 每 3 人中有 1 人 |
| 麩質蛋白（gluten）不耐症 15% | 每 7 人中有 1 人 |

多的時間跟功夫，對忙碌的現代人而言較難做到。不過，有興趣的人還是可以試試前面篇章提到的O環檢測與飲食排除法。至於需付費的過敏原檢測，可持保留態度。除了大部分的檢測項目都是以國外飲食為主以外，過敏原也會隨著每個人體質、環境及情緒的因素而改變的。我在臨床上看到的是，即使做了過敏原的檢測，過一陣子後，報告結果就不適用了，也就是說，明後天的身體不一定會對今天的過敏原過敏。

常見的過敏原檢查出來後，醫生往往會建議你，報告表單上的某些東西最好不要吃，而且種類多到超乎你想像，如果真的一輩子都不碰這些食物，那可能要比出家人的素齋修行限制還要多了。沒有攝取到均衡、足夠的營養，光是閃躲過敏原就代表你一定健康嗎？其實未必。我反而比較注重身體裡毒素排除功能的正常與否。過敏是身體排毒功能變差的訊息，所以當我們把身體排毒機制調的越來越好時，身體自然也就不會對原本過敏的東西產生反應。如果你的想法是希望一輩子逃避過敏原，那你大可以去做付費的過敏原檢測。但是，若你的核心目標是擁有真正的健康生活，那就不妨把錢省下來，只要注重飲食的方式，做好排毒就自然不會再過敏了。吃法錯了，當然會生病！

## 十一秒維他命A檢測法

曾在新聞報導上看到，有人買了一隻三十多斤的笛雕魚煮魚肝湯，結果導致維他命A中毒。已故的林口長庚醫院臨床毒物科主任林杰樑醫師指出，孩童一次服用超過七萬五到十萬國際單位（IU）、或大人超過一百萬國際單位，就會急性中毒。

每天補充多少維他命A才足夠？一般公認的攝取量是男性每天5000 IU、女性2500 IU。不過美國著名自然醫學醫師麥可・穆瑞（Michael Murray）指出，一般人每天最多補充到25000 IU（7500 mcg）都是沒有問題的。連續十天以上、每天補充50000 IU才可能導致肝臟過多維他命A中毒。過量的維他命A可能會引起頭痛、皮膚癢、掉髮、疲勞，容易產生骨折、肝臟受損等問題。想要懷孕及懷孕中的婦女則不建議服用維他命A，以防止畸胎。

相對之下，β胡蘿蔔素就沒有過量的問題，它是由兩個維他命A的結構所組成。當β胡蘿蔔素進到體內時，人體會自然將它轉換成我們身體需要的維他命A形式，這是完全沒有毒性的，吃太多頂多會讓手腳皮膚看起來偏橘黃色。所以在這邊強烈建議大家使用β胡蘿蔔素來取代維他命A，這樣是最安全的。

而缺乏維他命A會出現的症狀有：皮膚乾、容易受感染、頭皮屑變多、指甲易斷。不過，由於缺乏維他命A最先會出現的症狀是夜盲，我分享一個超簡單的判斷方法，可讓你簡單分辨出自己是否缺乏維他命A。這方法就是：進入像電影院之類的黑暗場所時，人們往往會有短暫看不見的狀態，如果是正常人，視力應該在十一秒內恢復正常，適應黑暗環境。但維他命A缺乏的族群，在黑暗環境恢復正常視力的時間，則需要超過十一秒。

## 腸道運送時間檢測法

腸道運送時間，也就是食物經過消化道到排出體外所需要的時間。西醫一般使用的是「Pellet Test 藥丸測試」：吞下數顆特製的小藥丸，接著每天拍 X 光，直到最後一顆藥丸藉由排便離開身體為止；藥丸在 X 光片上會呈現一個小白點或是小圈圈。但是我個人認為，這是極度傷害身體的檢測方法，而且不適合想要懷孕或已經懷孕的人士。雖然西醫判定的標準跟自然醫學醫師的看法有所不同，但大部分的西醫也不認為這是一個有用的檢測。

Pellet Test 的檢測標準認為：只要第一顆在十四至二十四小時出現，而最後一顆在三十六至四十八小時排完，就算是正常；在七十二小時以上才是便祕（美國人目前平均排便時間為四十八小時或以上）。

要如何得知自己的腸道代謝是否過快或慢？在此分享傳統自然醫學裡吞食活性炭的檢測方式，你可以試著吞下一枚活性炭，記下時間看看相隔多久後，它會從你體內被排出，糞便會呈現黑色。特別需要強調的是，活性炭並非一般市售木炭，市售的烤肉用木炭為了助燃，可能另有化學燃劑，當然在處理過

**【食物在人體各器官停留的正常時程】**

| 器官 | 時間 |
|---|---|
| 嘴巴 | 60 秒 |
| 食道 | 4~8 秒 |
| 胃 | 2~4 小時 |
| 小腸 | 3~5 小時 |
| 大腸 | 10 小時或以上 |

因此可以得知，正常人進食後腸道運送時間，應在 8 ～ 14 小時。

程也未必乾淨衛生。因此，吞炭檢測用的炭，除了有專門販售的活性炭之外，最好可以自製，例如準備乾淨的雞或豬骨頭、椰子、胡桃類的堅果殼、杏桃核等等，稍微烤焦之後即可使用。為了吞食和判斷的便利，自製活性炭大小最好於一公分上下。

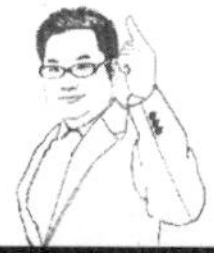

Dr. Wang 怎麼說

## 其他腸道運送時間檢測法

這裡提出透過吞食活性炭來檢測腸道運送時間，但國外也有人建議吞玉米粒，因為玉米粒不容易消化，可以在糞便中被觀察到；但是，最好在測試之前一星期內避免食用玉米粒。

另外，在台灣比較少見到的甜菜根也是一項方便的工具，因為甜菜根本身有天然的紅色素，食用後不但小便會呈現深紅色，排出的糞便也是紅色，尤其小孩會比大人更明顯。不過，可別把這顏色和便血搞混了，便血進到馬桶時，鮮血會慢慢地暈開，呈現黃色、紅色、粉紅色的變化；而甜菜根的紅則不會在水裡產生其他顏色的變化。

國外還有另一種方法，就是吞下可食用、但不可消化的洋紅染料膠囊。雖然台灣可能沒有相關的產品，但這是我認為最準確的方法。因為，甜菜根本身就是很強力的消化劑，會促進腸道蠕動；玉米、種子是不容易被消化的纖維，也會加速腸道運送的速度；另外，吞過多活性炭容易因為炭吸水（或水喝不夠）而導致便祕，使腸道運送的速度趨緩。

由此可知，除了不易消化的染料膠囊外，其他三種檢測法或多或少都有失部分準確性，不過，跟Pellet Test比較之下，仍是比較可取的方法。其實，從另類一點的角度出發，任何不易消化或容易使糞便染色的東西，都可以用來當作腸道運送檢測的標記，例如夏天吃西瓜時吞食的西瓜子，逛夜市買的烤玉米（玉米粒外的麩皮不易被消化），甚至容易讓糞便變成紅色的鴨血或豬血、高纖維的金針菇……這樣說來，也許每次吃火鍋時都是做腸道檢測的好時機，可見自然醫學真的是非常貼近你我的生活。（當然，麻辣火鍋可能會導致腹瀉，比較有失精準度。）

# 第四章　居家排毒DIY

近幾年來台灣養生風潮盛行，「排毒」二字襲捲各大商家媒體以及醫界，彷彿沒跟排毒二字沾上邊，就趕不上流行似的。其實，傳統的中醫跟西醫裡面都沒有所謂的「排毒」，排毒是自然醫學獨有的特殊療法。

「毒素」最簡化的說法就是，任何干擾健康人體正常運作的物質。科學突飛猛進後，我們身邊毒素的來源跟數量也跟著迅速成長，舉凡空氣、水源、飲食、居家、工作生活環境等，都讓我們無從閃躲，更別提近年來充斥市場的黑心食品了。我常常在想：現在這一代的青年是最可憐的，父母輩兒時生活的環境雖然污染不多，但毒素逐漸累積，現在越來越多我們不認識也難以控制的疾病逐漸成形；而下一代又是從小就開始被毒素洗禮長大。這一代的青年拖著就快要垮掉的身體，還要照顧充滿毒素的長輩跟晚輩，你說能不慘嗎？要知道，我們的身體構造跟幾百萬年前原始人是沒什麼兩樣的。簡單來說，我們跟原始人一樣的身體並沒有「設計」給排除現代毒素的機制，所以後天靠自己排除毒素，對現代人的健康來說，更加顯得必要。因此，我們自然醫學醫師非常肯定排毒的重要性。

什麼叫作排毒呢？排毒的核心目的，就是要清除體內所有的有害物質與疾病生成源，讓人體將毒素排除，回復到自然健康的狀態。排毒的方法有很多種，每個人應依照自己的體質、訴求和健康狀況，選擇不同的排毒療法。

這一點，除了學習分辨、聆聽身體所發出的訊息，也可求助於專業的自然醫學醫師。然而，無論你選用哪一種排毒療程，在施行以前請先認識正確的排毒流程：

**情緒與壓力管理↓加強消化系統↓排除毒素↓平衡腸內益生菌↓修復腸道粘膜↓肝、腎排毒↓達成健康目標**

由於每個人毒素累積與阻塞的點不同，排毒的流程若是錯誤，效果就會不好；就好比水管裡面阻塞了，但是我們卻只專注清理表面看得到的部分，這樣就不會帶來徹底的改善。好的自然醫學醫師要能夠觀察並安排出最適合病人當下體質的排毒方式，才能事半功倍。常言道：「心理健康與身體健康，是互相影響且息息相關的。」壓力是萬病之源，也往往是最難排解的毒素。因此，在你考慮進行排毒之前，應該同時檢視自己的心靈狀況，確認自己是否已做好情緒管理與壓力調節。畢竟不開心，當然會生病啊！

# 咖啡灌腸法

咖啡灌腸法最早是由德裔美籍的醫師麥克斯・葛森（Max Gerson）提出，至今已經過七十年的驗證，並廣受世界諸多明星、名人熱愛。近年更因為日本醫師新谷弘實的推廣，在亞洲地區引起炫風，光是日本就有超過十萬人，將此視為居家養生的方法。

從醫學原理來說，咖啡灌腸法是透過咖啡裡的咖啡因跟茶鹼，經由灌腸使大腸壁吸收，並經由大靜脈進入肝臟，幫助膽道管擴張，促進毒素排解。

但是，請注意兩大重點：第一，千萬別讓身體養成依賴灌腸才能排便的壞習慣。第二，本療程的功效與目的，並不在於「醫治」任何疾病，而是幫助身體加速毒素排除而已。而當我們身體出現疲勞現象時，咖啡灌腸法特別適用，可以幫助紓解肝臟的負擔。

**【事前準備】**

| | |
|---|---|
| 大杯或鍋子 | 一個 |
| 過濾水或蒸餾水 | 五百毫升 |
| 研磨過的有機咖啡粉（不可使用即溶咖啡） | 四湯匙 |
| 灌腸包 | 一組 |
| 橄欖油（潤滑用） | 酌量 |

咖啡需先經過調煮。把五百毫升的水倒入水壺中煮沸後熄火，放入咖啡粉攪拌混合，直到水溫約為四十至五十度左右；接著將一湯匙到半杯的咖啡水倒入灌腸包，再加入五百毫升的水，剩餘的咖啡液可放入冰箱冷藏，下次再使用。

**【方法程序】**

❶把準備好的灌腸包掛在高處，像是窗台、浴巾掛勾等。
❷用橄欖油潤滑灌腸包的插入端，溫和地把灌腸包插入直腸。
❸右邊身體朝下側躺，在舒適情況下讓咖啡液進入你的體內。
❹大約十五至二十分鐘後，坐在馬桶上，讓灌腸後的液體排出體外。
❺每天可以施行一次。最好的時間是在排便之後，否則咖啡液無法停留在體內太久，也可能會導致失禁；太晚（距離睡眠時間太近）使用咖啡灌腸則可能會有失眠的現象產生。
❻灌腸的液體排出後，如果腸道殘留一些水分的話，沒有關係；可是如果經常有大量水分殘留，這是身體缺水的警訊。
❼咖啡灌腸會改變腸道菌叢生態，建議咖啡灌腸二十四小時後要補充益生菌。

**【施行週期】**

葛森醫師認為，越嚴重的病越需要加強毒素的排除；一般人一天一次即可，若生病的時候則可以一天兩次。他建議癌症患者每天做六次。不過針對嚴重的疾病，一定要諮詢過專業醫療人員的意見才可以做咖啡灌腸。

**【注意事項】**

❶ 太熱的咖啡會導致肛門與腸道灼傷。

❷ 腸憩室、潰瘍結腸炎、克隆氏病（局部性迴腸炎）、嚴重痔瘡、心血管疾病、嚴重貧血、疝氣、消化道癌症、腸癌，或是最近動過直腸手術者、孕婦、哺乳中的母親、小孩，都不適合做咖啡灌腸。

❸ 雖然機率很低，但是咖啡灌腸可能會導致腸道穿孔、電解質失衡、心臟衰弱，甚至死亡。尤其是實行清水斷食的人，絕對不可以做咖啡灌腸，會相對的提升危險性。

❹ 第一次嘗試咖啡灌腸，只能用一茶匙，而非一湯匙，因為有些人對咖啡過敏。做過幾次灌腸後，就可以大約知道自己可以承受的量為多少。如果灌腸後因為咖啡因而感覺緊張或不安，請斟酌減量。

❺ 咖啡灌腸會使血糖降低，在灌腸前最好吃點東西。

## 小麥草汁灌腸法

除了咖啡灌腸之外，美國聖地牙哥由瑞秋．所羅門（Raychel Solomon）女士創辦的OHI健康療養中心，另外延伸出了「小麥草汁灌腸法」。小麥草汁灌腸的準備用品、步驟與咖啡灌腸差不多，配方是以新鮮小麥草為優選；但若小麥草取得不易，用麥苗粉也可以，但必須調成糊狀再稀釋成適用的濃度與分量，以免麥苗粉溶解不易，反而難以灌腸。

在保健的意義和目的上，兩者也略有差異。咖啡灌腸的目的在於促進肝膽排毒，然而小麥草汁是以滋補為主，清毒次之。小麥草汁灌腸法適用於吸收能力極差或飲用咖啡會產生嘔吐的患者，使其經由大腸壁來吸收小麥草的營養。

## 維他命C大腸排毒法

如果不想要用咖啡灌腸等難度比較高的方法，但卻又想促進腸道的排毒，可使用維他命C來達到目的。這個方法是近年來由美國毒物學專家雪莉．羅傑斯（Sherry Rogers）醫師所提倡的。維他命C對人體有諸多助益，而唯一能使用的維他命C是「左旋C」，因為「右旋C」是不被人體吸收的。維他命C需要鉀、鎂、鈣、鋅等礦物質來緩衝，一公克的維他命C想發揮最好的效果，需搭配鉀六十六毫克、鎂十一毫克、鈣二十七毫克、鋅四百毫克，以上的組合就是所謂的緩衝左旋C（Buffer C）。有些品質比較不好的維他命C，會參雜些許惰性的成分，用來凝結成錠劑，這些可能會導致免疫與消化系統的問題。

這個排毒法的原則很簡單，就是服用高劑量維他命C，直到腹瀉為止。當目的達到後，調整維他命C的劑量到每天正常排便二至三次就可以了。如果有低甲狀腺的問題，那麼維他命C的原料就必須避開樹薯根；此外玉米為常見過敏原，也最好避免。

### 維他命C排毒日

透過本排毒法，同時也可用來檢測身體目前需要多少功能性維他命C。最好的做法，是從一大早空腹狀態開始，讓一整天都是維他命C排毒日。大部分的人只需要幾小時就能讓維他命C在體內達到飽和，但有時會例外，可能需要更多的時間來完成。

**【方法流程】**

❶把1.5公克的粉狀緩衝左旋C泡在60毫升（cc）的水中，或是與水一比一稀釋的果汁，溶解後喝掉；溶解過程大約需要兩分鐘。

❷至於需要多少左旋C，視個人體質而定，可用以下方法做為用量準則：

健康的人1.5公克（半茶匙），中等健康的人3公克（一茶匙）；生病的人則需要6公克（二茶匙），都是溶解在60毫升的水中，每十五分鐘喝一次。

如果在飲用四次後，腸胃沒有出現任何蠕動、咕咕叫等反應，就加倍左旋C劑量，重新開始一次。

❸持續每十五分鐘飲用一次，直到腹瀉，或是出現灌腸後液體真空式離開肛門的反應，就達到排毒的效果了。

**【注意事項】**

❶別在軟便出現時就停住，因為我們最終目的是希望加強身體排除毒素的能量，避免毒素回流到體內，導致其他的問題。因此，一定要到持續到正確的症狀與排毒效果出現為止。

❷記錄當日總共飲用了多少的左旋C。腹瀉後可中止飲用左旋C，不過，若服用的劑量多過50公克，就必須再服用至少當天10%的量，來幫助下午或晚上的排毒。

❸很多人會發現，一次準備多一點的左旋C溶液會比較方便，30公克的維他命C可以溶解在三百至六百毫升的水或果汁裡。不過，當一次準備多量時，要記得把溶液放置在深色且有蓋子的容器裡，以防止氧化。當天準備好的維他命C只要保持冷藏及封閉，就沒有變質的疑慮。

**【相關小叮嚀】**

也許你會覺得這個排毒法很容易進行，不過，因為每次所需時間可能不太一樣，所以，第一次時最好預留一整天的時間，在家好好做排毒療程。當第一次完成排毒後，你就會知道自己的身體機能大約需要多少時間來進行此項排毒。

一般而言，身體狀況正常者總共需要三至八茶匙的量來完成排毒，但有些人會用到15、20公克，甚至50公克才足夠，這並非異常，而取決於體質以及你當下身體健康的狀況。

有些人會在排毒後有脹氣的情況，也有的人會在排毒後一、兩天持續腹瀉，這通常代表腸道缺乏鎂、益生菌或穀胺醯胺，來幫助正常的細胞活動。另外，排便時肛門灼熱是正常反應，幾次的排毒後會自然消失，過程不妨使用金盞花（Calendula）軟膏來幫助舒緩症狀。

有痔瘡、腸燥症等等的人，會發現維他命C排毒法讓症狀惡化，建議在排毒前兩星期服用槲皮素及益生菌，事先強化腸道的組織，或慢慢增加類生物黃鹼素與維他命C，會比較好。

絕大多數體驗過維他命C排毒的病患表示，經過這道排毒流程，會讓整個人感覺很舒服，而且體態輕盈、充滿活力，持續排毒亦能達到更好的效果。維他命C排毒並沒有次數的設限，基本上次數越多越能改善身體狀況。

另外，本方法也可以用鎂來取代。大部分的人飲食中都缺乏鎂，羅傑斯醫師建議，正常人可每天服用二至三次含有18％鎂的液體製劑及大量的水。而排毒的時候跟維他命C一樣，測試到腹瀉的量即可，再調整到正常排便的劑量。使用鎂還有其他的好處，除了排除毒素以外，會幫助你睡得更安穩、情緒更穩定、肌肉放鬆、減少頭痛、抽筋以及下背痛的機率。

排除毒素會促進身體的健康，但是必須要記得，任何的排毒都只是健康的第一步，而不是一個速食性的修補，否則，那就跟對抗療法沒有什麼兩樣了。因此，長遠的健康還是要靠正常作息、營養飲食等良好習慣來維持。

## 維他命C多吃有害嗎？

很多人看到這個排毒法，一定會馬上想問：「吃這麼大量的維他命C，對身體不會有害嗎？」的確，到底一天能攝取多少維他命C？這是醫學界與營養學界一直爭議不斷的話題。可是，即便如此，每一個國家的標準也都不同。像世界衛生組織建議每人每天四十五毫克；英國的食品標準局則認為，每人每天四十毫克就足夠了；加拿大的衛生署在二〇〇七年則公布，建議攝取量為六十毫克；美國的國家科學學會在同年也公布六十至九十五毫克為標準；

另外，在北美洲的標準則是建議每天九十毫克，而且不能超過兩千毫克，也就是兩克的維他命C。

回頭看看本國的參考數值：根據台灣衛生署二〇一一年的「國人膳食營養參考攝取量」第八版的資料顯示，十九歲以上的成人，每人每天維他命C平均攝取量為一百毫克，上限為二千毫克。有這麼多的標準，到底要聽誰的呢？

首先，有人說高劑量的維他命C反而會在體內扮演促氧化劑，但是大部分的研究報告，都沒有顯示高劑量的維他命C與癌症或畸胎有直接關連性（有研究中六天內每天都注射7.5公克的維他命C到人體內，但並沒有發現促氧化的現象）。而且很多人都聽說，服用過多維他命C，會增加尿液中草酸排泄量，進而導致腎結石或尿道結石——並沒有任何研究指出，這之間有明顯的因果關係。當然也有很多報告提出，過量的維他命C對身體有害的說法，但是報告中卻都沒有指出研究對象所服用的是什麼種類的維他命C；如果是人工合成的製品，想當然是越吃越糟糕。所以，讀者們可以放心，天然的維他命C吃多了頂多就是噁心、嘔吐、肚子不舒服，或拉肚子而已。

## 維他命C攝取與人體的關係

維他命C無法在人體自然生成，所以必須要靠飲食攝取。根據研究指出，其他無法生成維他命C的動物（像是黑猩猩），每天從飲食中所攝取的劑量為人類一般攝取建議量的二十至八十倍。

國外很多醫師做了研究，結果指出如果一個人每天需要的熱量是兩千五百卡，那麼他一天需要的維他命C劑量則為兩千三百毫克。換言之，目前政府當局所建議的量，僅僅能預防維他命C不足所引起的壞血病，但並不足以讓人體維持在最健康的狀態。

一般的檢驗方式就是：透過二氯酚靛酚來看尿液及血液裡維他命C的含量是否足夠。但這僅僅反映出最近飲食的狀況，而並非身體組織裡所儲存的量。

自然醫學跟主流醫學立場不同的地方又來了。從主流醫學的角度來看，一般建議的量就是，以身體健康的人做標準、每天所應該攝取的劑量；而自然醫學裡臨床營養學的觀點則認為，當一個人生病的時候，所需要攝取的量當然就不會是一般的標準了。然而，在今日環境下，80％到90％的人都處於亞健康狀態，換句話說，所謂一般的建議攝取量，只能做為10％人口的標準。

一九五四年的諾貝爾化學獎得主藍寧仕・保淩（Linus Pauling）醫師，晚年致力於推廣高劑量維他命C治病的論點，這使得維他命C在美國的銷售量僅次於阿斯匹靈。美國加州的分子矯正醫學專家羅伯特・凱斯卡特醫師（Robert F. Cathcart），在一九八一年的《*Medical Hypotheses*》期刊就根據不同的症狀，發布了維他命C的「腸道耐受量表」。簡單來說，不同的症狀，身體就會需要不同劑量的維他命C，越嚴重的疾病則需要越高劑量的維他命C，甚至靜脈注射。

而凱斯卡特醫師指出，如果要能處理好疾病，就必須服用腸道耐受量的80～90％的劑量，如此既不會腹瀉，且能有效的控制病情。所以，維他命C排毒法除了可以測知自己的腸道受耐量之外，也有排毒的效果，更能依照當時身體的狀況推測每天需補充多少劑量。

然而，維他命C會幫助身體吸收鐵分，因此血色素沉澱病患、蠶豆症病患及腎臟病病患，在攝取高劑量維他命C之前，一定要遵守專業醫療人員的指示。

**【凱斯卡特醫師的維他命C腸道耐受量表】**

| 症狀 | 每天所需量 |
| --- | --- |
| 輕微的感冒 | 30-60 公克 |
| 流感 | 100-150 公克 |
| 花粉症、氣喘、食物過敏 | 15-50 公克 |
| 癌症 | 15-100 公克 |
| 焦慮、輕度憂鬱 | 15-25 公克 |

按：實際情況還是會因為每個人體質、體型、病情不同，劑量也會不一樣，以上僅為凱斯卡特醫師所提供的參考值。

另外，提醒各位讀者，施行維他命C排毒法，一定要用粉狀的產品才行。在國外時，我的病人曾經發生過因為找不到粉狀的維他命C，便使用錠劑的來代替，但是錠劑需要更多時間分解與吸收，於是早上吃了大量維他命C後，一直到晚餐時才腹瀉，這樣就完全沒辦法正確的測試身體所需要的劑量了。

順道一提，之前我還在醫學院時，曾經介紹一位長期便祕的朋友給某自然醫學名校畢業的一位自然醫學醫師看診，在種種方法都無效後，那位醫師竟然叫她服用大量維他命C！雖然維他命C可以帶來腹瀉的效果，畢竟短暫的腹瀉和解決長期便祕困擾仍是不同訴求，綠色對抗療法醫師的行徑真是令人傻眼。

# 戒奶製品七天排毒法

牛奶到底可不可以喝？這是大家一直以來的爭議。普羅大眾包括西醫在內，都認為喝牛奶可以補充豐富的鈣質，並且預防骨質疏鬆症。而自然醫學界則是抱持完全相反的態度，並認為牛奶是導致多種過敏及慢性疾病的根源。身為一般人的我們，到底該聽誰的呢？有沒有方法可以知道牛奶對人體到底有正面還是負面的影響？其實，只要你願意且夠勇敢的話，可以嘗試一下戒奶製品七天排毒法。

施行方式很簡單，只要在短短的七天內，完全不要攝取到牛奶及任何乳製品即可，乳製品包含了起司、冰淇淋、巧克力、優酪乳等等。

當你的身體完全遠離乳製品之後，大約會有高達四公升的黏膜從你的腎臟、脾臟、胰臟，還有其他部位排出，你會發現身體內部好像做了一場大掃除。

大部分的人只要嘗試了戒奶製品七天排毒法，都能很快感受到明顯的不同，無論是身體或是心理層面。例如，你會睡得比較安穩，醒來時更有精神；情緒比較穩定，甚至性慾變強等。

想想看，只要你願意挑戰一下自己，暫時遠離美味卻無益的乳製品，七天之後的你就會煥然一新，何樂而不為呢？記得要仔細記錄這前、中、後的變化，包括睡眠時間、想打瞌睡的次數、排便次數等等，方能好好做比較。

## 脫脂牛奶會比較好嗎？

美國在二〇〇八年一月曾發表了一篇〈喝牛奶容易導致攝護腺癌〉的新聞，資訊是來自二〇〇六年三月《英國營養雜誌》（*British Journal of Nutrition*）所刊登的報告：研究員觀察到，攝取大量乳製品的男性，罹患前列腺癌的風險較攝取少量乳製品者高。所有的乳製品都會使男性增加35％以上的前列腺癌罹患率，而鈣質更會使罹患率增加2.4倍。在乳製品中，又以優格／優酪乳的問題最大，只要每次多攝取了一百二十五公克的優格／優酪乳，癌症罹患率就增加60％。

這必然又引起對乳品有根深蒂固的營養信仰者的恐慌。自然醫學的觀念就是不能喝牛奶也不宜攝取乳製品，而且，問題並不是出在一般人認為的「脂肪吃多了對身體有害」，因此，如果真的想喝牛奶，也寧可選擇全脂牛奶。

為什麼呢？首先，脫脂牛奶的製造過程，是把一般的牛奶經由離心分解，使脂肪跟牛奶的部分分開，沒有脂肪的部分就是脫脂牛奶。所謂「脂溶性維他命」像是維他命A、D、E、K，這些都只能存在脂肪裡面，經過分離的脫脂牛奶裡面不會有脂肪（或僅剩非常少量），也當然不會有脂溶性的維他命；其中維他命D跟E都具有強力抗氧化的功能，它們卻在分離的過程中流失掉了。

牛奶本身是動物性蛋白，進到人體內會導致體質變酸，酸性體質更會導致癌症，這也是眾所皆知的事情。因為體質變酸，骨質裡的鈣質會被釋放出來，和血液中和；再加上牛奶裡往往會添加很多鈣質，當身體血液裡有很多鈣質的時候，維他命D就會停止運作。維他命D在免疫系統裡扮演著很重要的角色，免疫系統運作不正常，身體就很容易出問題。

有些牛農為了提高牛奶的生產量，使用了大量的生長激素、抗生素，並且用優生學的方式來提升牛奶的產量，這種種的激素都會引發癌細胞的生長，像是IGF-1。在二十世紀初期時，一頭乳牛每天只會產三到四公升的牛奶；到了現在，人類已經成功栽培出每天可以生產八十公升的乳牛大王！而現在每單位牛奶裡面的IGF-1更是比之前多了十倍之多。由此可知，整個牛奶消毒的過程中也會把很多養分去除掉；此外，在脫脂的過程也會使β酪蛋白變質，導致體內七種氨基酸鏈分解，進而影響到免疫系統。而根據研究報告指出，IGF-1加上酪蛋白的結果，會使癌症產生的機率高出70％之多。

自然醫學之所以強調全食（whole food），是因為每一種食物裡面有它完整的營養，姑且不管這食物對人體好不好，至少它裡面的成分是一個平衡的狀態。但是，當我們把牛奶脫脂的同時，把好的部分也都去掉，當然比喝全脂的牛奶容易出問題。

所以，請記得沒事不要吃牛奶及乳製品，要喝的話，全脂的也會好過脫脂。我的老師曾經說過一句話：「Dairy, not a taste to die for !」（乳製品再怎麼好吃都不足以賭上性命！）在此跟大家分享與共勉之。

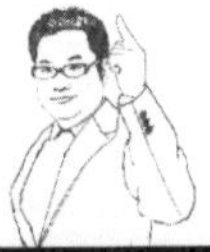

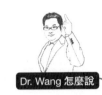

Dr. Wang 怎麼說

## 牛奶到底可不可以喝？

自從幫商周出版的《牛奶，謊言與內幕》一書寫推薦序後，我就不斷地遇到有人跟我反應：「是不是可以不要這麼極端？牛奶一天可以喝多少但不傷身？」其實我本身不反對偶爾為之的一杯鮮奶，因為我相信上天賜予的身體原本就有排除毒素的機能。但是，如果你對牛奶過敏，或有乳糖不耐症的情形，我建議還是少碰牛奶為妙。

另外，如有讀者懷疑七天後的改善只是個巧合，或是你更有勇氣想要挑戰得更徹底一些，不妨在結束排毒計畫後，大肆「犒賞」自己一番，開個Party，吃點富含起司的Pizza，享受一下甜美可口的冰淇淋，保證你在十五小時之內，身體不舒服的狀況都會重現。

所以，牛奶到底可不可以喝？我想還是把答案留給讀者去驗證好了。

# 果汁斷食法

在台灣「果汁斷食法」已經很風行，基本上很多美容雜誌都會提到。在自然醫學裡，除了果汁斷食法以外，還有「完全斷食法」，又稱「清水斷食法」——過程中只喝水。但是，現代人因為生活習性使然，很容易受到周遭的誘惑而放棄，如果清水斷食進行到一半突然亂吃東西，是很危險的。

此外，身體經由清水斷食法所出現的好轉反應，也會比果汁斷食法來的劇烈很多。所以，我較不建議在家施行清水斷食，最好能以團體的形式，和多一點人一起做排毒療程（例如某些企業、團體時興到度假村做斷食營）。有同伴、有心理的支持，有人扮演管理約束的角色，又能減少周圍的誘惑，自然成功率較高；加上如能有專業醫療人員在場協助，會比較安全。

「果汁斷食法」就是在短時間內只喝蔬果汁和水，來進行排毒。這也是麥克斯・葛森醫師所提出的方法。

使用蔬果汁的原因是，蔬果本身具有豐富的維他命、礦物質、酵素、蛋白質等成分，並有強大的抗氧化效果，而且和清水斷食比起來是較安全的。

但在排毒療法裡，「果汁斷食法」仍然是屬於比較極端的方式，如果希望更安全，「糙米排毒法」是一個不錯的選擇。

## 哪些人不適合果汁斷食？

懷孕、哺乳中的婦女和小孩都不宜進行果汁斷食法；還有糖尿病、低血糖、暴飲暴食者，腎臟疾病、肝臟疾病、營養不良、毒癮、貧血、過瘦、免疫功能失調、感染、低血糖、腸道疾病、癌症、癲癇等等，以及手術前後的病患皆不適合。

果汁斷食會降低血液裡的蛋白質含量，並且改變西藥與人體作用的過程。葡萄柚汁和石榴汁絕對禁止。正在服用西藥的人，一定要先請教過專業醫療人士才可以進行果汁斷食，也不可以擅自停止服用西藥。

## 果汁斷食會有什麼反應嗎？

進行果汁斷食法時，通常會出現的不適感包括：頭痛、疲勞、低血糖、便祕、粉刺、體臭、口臭等等。其他比較嚴重的有頭昏暈眩、心律不整、體重降低、飢餓、嘔吐、腹瀉等，這時必須要很清楚的分辨什麼是好轉反應，如果有不適，請不要繼續進行果汁斷食並立刻尋求專業醫療協助。

果汁斷食不適合進行太久，時間最多不應超過三天（超過三天則需要醫療人員在旁協助），斷食過久可能會導致營養不良、蛋白質與鈣質流失的問題。另外，果汁斷食最好在天氣比較溫暖的季節進行，春天是最恰當的時機。

在果汁斷食前一星期內，最好減少或避免酒精、尼古丁、咖啡因、糖、乳製品、動物性蛋白質、蛋等的攝取。

果汁斷食中每天最好要喝一到二公升的果汁。常使用的蔬果有：芹菜、蘿蔔、白菜、蘋果、鳳梨、蔓越莓、菠菜、甘藍菜、甜菜根、小麥草；還有，**避免使用深綠色蔬菜與柑類的水果**。此外，也可以添加蜂蜜增加甜味。

**【果汁斷食法注意事項】**

❶ 懷孕和哺乳中的婦女、小孩不宜進行果汁斷食法。
❷ 果汁往往會因為太甜而導致血糖失控，糖尿病患者要特別注意。
❸ 葡萄柚汁和石榴汁絕對禁止。
❹ 一定要把食材徹底清洗乾淨，果汁機在每次使用後，也都必須清洗乾淨，以免發霉與孳生細菌。
❺ 果汁在中醫的角度來看是屬於很寒的食材，甚至比生食還要寒，所以不建議長期食用，並請在果汁斷食結束後，補充比較溫補的飲食。
❻ 果汁斷食時間最多不應超過三天，春天是最恰當的進行時機。
❼ 早上不要喝太酸的果汁，會導致腹痛；除了果汁以外，至少要喝六杯室溫的水。

早上不要喝太酸的果汁，可能會導致腹痛；除了果汁以外，至少要喝六杯室溫的水。

蔬果最好使用有機蔬果新鮮榨取，若無法取得有機蔬果，就必須清洗完全或去皮，但這樣往往也損失掉很多珍貴的養分。

注意，包裝好的果汁絕對禁止。切莫偷懶而買現成飲品，那是完全達不到效果的。

如果過程中覺得肚子餓，可以吃少量的糙米飯和生菜，或是香蕉、酪梨等。遇到好轉反應時，可以使用咖啡灌腸來加速毒素的清除，或是多攝取纖維素。

但纖維在果汁斷食的過程中，可能會引發飢餓感及減緩身體療癒的機制。

此外，這三天內應該在家裡好好休息。適當的睡眠也可以加速身體修復及減少好轉反應的不適。

## 如何從果汁斷食回復到正常飲食？

最重要是避免斷食後馬上暴飲暴食。因為斷食的目的就是讓腸道能有休息的時間，一下子太多固態食物進到身體，會給腸道太多的負擔，而導致消化不良等的問題。所以，建議恢復飲食第一天從半固體開始（例如：白粥），到晚餐或隔天才恢復到固體飲食。最後，要提醒大家的是，斷食的過程，體重確實會降低，但別拿斷食當作減重的手段，如果為了體重而破壞了身體的新陳代謝，就得不償失了。

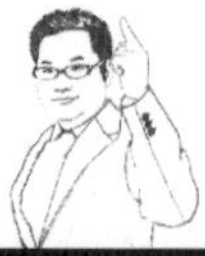

Dr. Wang 怎麼說

### 療法也要隨時代改變

任何斷食法一個星期做超過一次，都是非常危險的。如果真的要進行，就必須有專業人士在旁輔導協助才行。有專業自然醫學醫師曾經指導上千位病人做清水斷食法，但是發現效果不一。事後，專家表示，與其做清水斷食法，還不如直接從臨床營養學來調整體質，還要來的好且安全。斷食並無法深入處理身體深層的現代毒素，像是重金屬、化學污染和種種的感染，使得清水斷食法在實行上效果不一。果汁斷食法相對之下是比較安全的，但是仍然不建議經常施行。

另外，專家也發現葛森醫師的生食療法，近年來在癌症的處理上效果變差了。葛森醫師的療法是在一九二〇至一九三〇年代所提出的，距今已經一百多年了。在了解中醫陰陽的概念後，可得一結論：過度的西藥使用及素食的提倡，加上近年來輻射與電磁波的污染，會導致現代人身體變得更屬寒性體質；寒性的生食療法在早期是有效的，然而現代人太偏寒性的體質，當癌症是屬於熱性的病症時，自然無法讓這療法發揮效果。

關於這點，我也請教過有著豐富臨床經驗的洪義圖中醫師，洪醫師也認為，現代人的體質跟他早年行醫時比較，相對來的偏寒，調整體質也較以前費力。因此，我很確定的認為，過去適合的療法不一定適合現代人，好的醫師必須要能隨著時代的變化，察覺每個人體質的不同，才能調整出最適用的方法。

## 蓖麻油排毒法

蓖麻油（Castor Oil）在國外有「療癒之油」的美譽，在自然醫學中有增加循環、促進排毒、幫助組織與器官修復等功能。蓖麻油很容易被吸收，它透過進入淋巴的循環系統以強健人體的消化、呼吸、免疫系統，而且還可以減輕關節受傷產生的紅腫。同時，當它直接用於外敷時，也可改善婦女經期不正常、子宮肌瘤及卵巢囊腫等問題。

本節將介紹如何透過「外敷法」增進肝臟的排毒功能。

【事前準備】

蓖麻油　適量

玻璃盤或平底鍋　一件

紗布或一般的薄布　一份：約兩公分厚，尺寸足夠蓋住患部的大小即可。

塑膠袋　一份：蓖麻油很油且會染髒衣物，過程請注意整潔。

熱水袋、熱敷墊或遠紅外線照射燈任取其一。

【方法流程】

❶倒入適量蓖麻油於玻璃盤或平底鍋。

❷置入紗布，使其吸取蓖麻油。

❸以小火加熱玻璃盤或平底鍋，讓油與紗布處於攝氏四十度以內的微溫狀態，溫度不要太高以免燙傷。

❹把加溫過的紗布放置在肝臟部位。

❺以遠紅外線照射燈加溫；使用熱水袋、熱敷墊者請先墊上塑膠袋，加溫時間約需五十至六十分鐘。如

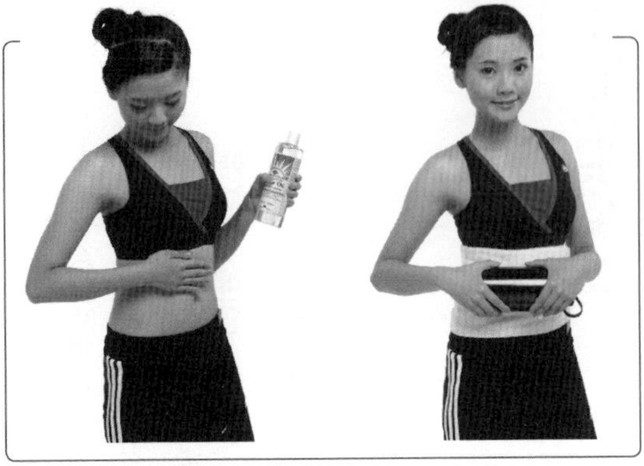

❶ 蓖麻油抹在肝臟部位。

❷ 浸過蓖麻油的毛巾上面放熱水瓶，透過熱能促進蓖麻油被人體吸收。

果熱水袋溫度減退則可換新；使用熱敷墊或遠紅外線照射燈者，請注意設定溫度，不要太熱。加溫的目的是透過熱能促進蓖麻油被人體吸收。過程請注意不要睡著了，以免被燙傷。

❻時間到了以後，可用清水或混合小蘇打粉清潔身體，使用過的蓖麻油紗布可以放在冰箱冷藏，下次繼續使用。

**【注意事項】**

❶本療程請至少持續 5-7 天。

❷如想加速排毒功能，可在每天早上搭配飲用一杯加半顆檸檬的清水。

❸懷孕和月事時，請避免使用此方法。

❹蓖麻油沾染到衣服會不容易洗乾淨，所以使用時要小心。而且，一次也不需要使用太多量，只要確定覆蓋到肝臟的部位即可。

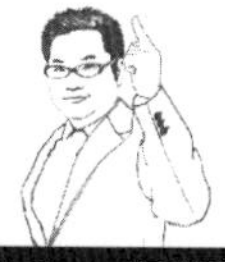

**Dr. Wang 怎麼說**

## 蓖麻油的其他功用

蓖麻油還可以拿來當做瀉藥，但是過量服用會產生劇烈的腹痛及嘔吐，因此並不建議這樣使用。傳統上也有記載，可在孕婦生產時服用少許蓖麻油來催生，原理也是透過腹痛連帶引起子宮的陣痛；但在科學發達的今日，如此激烈做法並不建議使用。

如果用於外敷，蓖麻油對皮膚方面的不適及割傷燙傷都很好用；尤其對青春痘，會有很好的改善效果。另外，像是肚子痛、頭痛、肌肉酸痛等等，也都能達到緩解的效果。蓖麻油在國外，跟台灣人家家戶戶必備的白花油有近似的效果。

# 第五章 簡易居家保健養生法

在自然醫學整體全人的醫療觀裡，其中一個重要的概念是：唯有把慢性或急性阻塞住的生命之流活化起來，人體才能排除毒素恢復健康。因此，能幫助身體自癒力的運作、加速復元的水，堪稱人體健康的第一道防線。

水是生命之源，是可以利益全身平衡的天然藥物。它可以在沒有副作用的情況下，舒緩與改善人體的常見疾病，從最常見的感冒、頭痛、腹瀉，甚至慢性疾病皆然。水也可以促進新陳代謝，幫助排除毒素並預防疾病。使用水來療癒的方法通稱為水療（hydrotherapy），是自然醫學很重要的一環。

## 水是深入生活的健康良伴

水，理所當然是你我保持健康生活的良伴。如何一整天都「水噹噹」的呢？若要搭配水療度過完美一日，建議讀者不妨在早上起床、飯前半小時到一小時先喝兩杯水，接著涉冷水幫助人體能量啟動。在忙碌的一天後，先用溫水泡澡再用冷水沖澡（或是睡前涉冷水），可以使整個人全然放鬆。確保一天八杯水，以恢復精力。

我們雖然每天都會喝水，卻往往只是因為口渴才喝水，而並非真正了解水維持人體健康的重要性。水是身體裡每一個器官跟細胞都不可缺乏的重要物質，有時身體莫名其妙感覺到疲倦的時候，也許是在提醒你該補充水分了。人在發燒狀態時多喝水，也可以幫助身體新陳代謝，加速排除廢物。

水療的優勢是隨手可得且深入生活，不會因為想從事水療而讓生活產生不便。而且，很多身體的病狀與不適的改善，例如感冒初期症狀、喉嚨痛，或想要提升體力、消除疼痛與緊張、幫助睡眠等等，都可以藉由水療達成，而且價錢便宜。

水療看似簡單，使用起來也真的很簡單；它大部分的效果不一定會立干見影，但是人體只要一接觸到水，就一定會起反應。舉個簡單的例子，受傷時我們通常會做冰敷，冰不但可以止痛，還可以減少組織液的累積，進而降低血液的流失，正所謂「上善若水」真是一點都沒錯。

## 水療的多種形態

**冷水：**給予身體短期的冷水刺激，可以幫助身體補充能量；而給予身體長期的冷水，則會有抑制的作用。基本上，冷水有回復、補充、增加抵抗力的功能，可以幫助退燒、解渴、刺激、利尿、麻痺、止痛、改善便祕、消除疲勞、排除身體毒素等功效。

**冰：**冰或冰水對於止痛、輕度的燙傷非常有幫助。冰敷對於降低疼痛止血、降低腫脹效果都很好，尤其是對於運動傷害特別有效，不過要避免冰敷超過二十分鐘，才不會使組織壞死；最好是冰敷十分鐘、休息十分鐘、再冰敷十分鐘。

**熱水：**在受傷的狀況下，熱會加速血液的流動並且增加發炎，所以要避免熱敷；不過，熱有幫助身體平穩、沉著、舒暢的效果。短暫的熱敷可以幫助運動後緊繃肌肉的放鬆，長期一點的像是多浸泡熱水澡，會同時刺激循環與排汗，放鬆身體，所以我們在泡完熱水澡後會得到完全的放鬆。最基本的熱水療法，是利用熱水澡出汗、熱敷並放鬆肌肉，或是以冷熱水交替敷來刺激循環和新陳代謝。

**【水療的注意事項】**

❶ 糖尿病患者請勿熱敷腳和足部；雷諾氏患者請勿做冷敷。
❷ 高血壓患者、低血壓患者、糖尿病患者、多重硬化症患者、孕婦，也請避免熱水澡與三溫暖。
❸ 老年人或幼兒的熱水澡或熱敷溫度，要比一般正常人稍低，以避免身體過度舒緩而昏睡。

**蒸氣：**蒸氣是水蒸發後的氣體，可以跟皮膚作用，讓身體流汗，進而達到排毒的效果。臉部的蒸氣浴可以打開毛細孔並且保持肌膚潔淨，預防臉上長痘痘與粉刺。熱的蒸氣可以舒緩胸悶，冷的蒸氣（加濕機）可以維持環境的濕度，預防鼻腔的問題，也可以減緩空氣中過敏原對人體的傷害。

基本上，要知道冷熱水對身體的差別在哪，可這樣思考：冷水是活水，所以有增加能量的效果；熱水因為被煮熟了，就變成死水，只能抑制跟收斂。而用冷水舒緩輕度燙傷，這是對抗療法的原理。其實，從自然醫學的角度來看，輕度燙傷時改用溫水來沖洗跟外敷，反而比冷水來得不刺激，舒緩效果更好喔！

在國外，水療的方法五花八門、琳琅滿目，多到可以寫好幾本書。在此我只能從人體的頭到腳挑幾個比較簡單的方法跟大家分享，畢竟這不是一本專門水療的書。

## 蒸氣吸入法

以熱水蒸氣清潔鼻腔與顱骨內竇道，是一個代代相傳、簡單卻有效的療方，只要隨手可得的臉盆、毛巾，就能改善相關的病症與不適。

**【適用病症】**

竇疾、清除顱骨內竇道的黏液。

**【施行方法】**

準備一個臉盆或大碗，將冒著蒸氣的熱水注入其中，然後以口、鼻吸入蒸氣，排除竇道淤塞。頭部可用一條毛巾覆蓋，以利完整吸入蒸氣，過程可以持續一小時。如果水不夠熱再加熱水即可。

除了傳統的方式，現在也有美容家電可直接以清水製造蒸氣，長年受竇疾所苦者可借助科技產品，達到更省時省力的治療效果。

注意，**千萬不可在有火的熱鍋上面嘗試此療法**。

靠近冒著蒸氣的熱水盆，以口、鼻吸入蒸氣，可排除竇道淤塞。

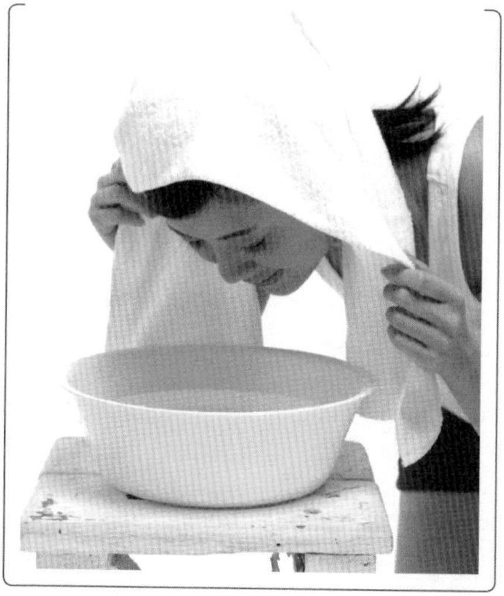

**【補充說明】**

亦可添加少許天然的精油達到進一步功效。迷迭香、茶樹可抗菌，百里香、薰衣草有安神效果；大多數木質精油，都對呼吸道相關的不適有良好的舒緩效果。

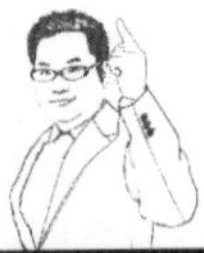

**Dr. Wang 怎麼說**

### 鹽療

西方醫聖希波克拉底是最早使用蒸氣吸入法的鼻祖。當時他建議在熱水中加入海鹽（或岩鹽）讓病人吸入蒸氣，或者是到海邊及地底岩洞中吸取鹽的蒸氣，來改善呼吸道方面的問題。而這樣的方法衍生到近代，稱之為鹽療（Halotherapy），在國外已經施行並被有效的研究了一百五十多年。

## 包裹療法

### 頸部包裹療法

以濕布纏繞、再外裹乾布的療法，適用排解全身許多不適，重要的是針對發炎症狀格外有效。

**【適用病症】**

扁桃腺炎、喉嚨痛、頭痛、肩頸酸痛、耳朵痛、氣管炎、肺炎、氣喘。

**【施行方法】**

以一條厚毛巾浸於冷水裡，取出並擰乾，裹在喉嚨上，外層再蓋一條乾毛巾；一次約放置兩小時，或放置到乾為止。

耳朵痛或是氣管炎、肺炎、氣喘時，可以把包裹的部分增加到耳朵及胸部，外面一樣蓋一條乾毛巾。

也可以在冷水裡添加幫助排毒的藥草，蘋果醋酸是在台灣很方便可以取得的材料。

以毛巾浸於冷水裡，取出擰乾，裹在喉嚨上，外層再蓋一條乾毛巾。

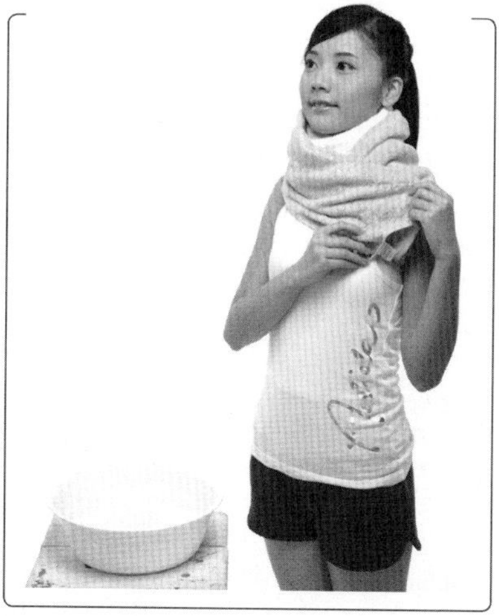

**【補充說明】**

當扁桃腺腫得很厲害時，冷敷布是絕佳的解決之道。也可以再配合紅鼠尾草茶（或鹽水）漱口，並飲用約半杯分量，再於喉嚨施以熱敷布，覆上保溫的乾毛巾，如此一來，藥草和敷布就能內外夾攻，達到更好的療效。

喝大量的溫水、冷水或冰水，會幫助喉嚨舒緩，讓身體流汗，都可以幫助舒緩症狀。在自然醫學裡不建議切除扁桃腺，因為扁桃腺是幫助嘴巴跟喉嚨排除毒素的重要器官。美國大眾醫學會協會會長查理斯．因藍德（Charles Inlander）教授指出，只有32％的扁桃腺手術是必須的，以主流醫學的觀點來看尚且如此，更別說是自然醫學了。

只要提升免疫系統，平常少吃甜與油炸的飲食，通常就可以避免扁桃腺發炎的問題。

## 全身包裹療法

台灣的氣候多變，幾乎一到季節轉換就容易引發感冒潮，而「全身包裹療法」非常適用於對抗咳嗽、輕微發燒等初期感冒症狀，且有助於舒緩肌肉酸痛。

**【適用病症】**

感冒症狀、發燒、肌肉酸痛。

**【事前準備】**

薄的背心式棉內衣及套在外面保暖的單衣和外套，最好從薄到厚準備三件，例如短袖T恤、長袖運動服或衛生衣，以及穿著入睡也不會感到不適的夾克或厚外套。

如果有現成的電暖器或衣物烘乾機，也不妨加以利用。另外，準備好你溫暖的被窩，有羽絨被或毛毯更佳。

**【施行方法】**

先將棉背心沖冷水，全溼後擰乾到不會滴出水分的狀態。接著裸身穿上背心；再逐一套上外層保暖的衣物：T恤、長袖單衣、夾克；然後躺進被窩。

剛開始穿上溼背心也許會讓你感到冷且不舒服，但是很快溫暖的感受就會取而代之。如果不喜歡濕冷的感覺，也可以在泡熱水澡或熱水淋浴後，再直接裸身穿上多層次的保暖衣物睡覺。濕背心的效果在於促使身體發熱，先洗好熱水澡讓身體發熱，也可以達到同樣效果。好好地睡上一覺，隔日起床後不妨再淋浴，你會發現感冒的症狀減緩許多，因為包裹療法可以提升體溫、促使流汗，讓體內的廢物加速代謝並排出。

成人嘗試全身包裹法的頻率可以三天內兩次，但七歲以下的兒童則建議在醫生指示下再施行。在有親友或旁人協助的情況下，包裹療法的技巧也會有所不同。當有人可協助你時，請準備一條大毛毯、一件大浴巾及兩條小毛巾。

先在可平鋪毛毯並使你躺平的環境下，橫向鋪上毛毯，再依樣以橫向疊上浴斤；接著高舉雙手，垂直躺上橫鋪的毛毯與毛巾，先確認放上濕毛巾的位置。

將兩條小毛巾以冷水沖溼並擰乾，一條置於你躺下後背部緊貼的地方，另一條在你躺平後置於胸口；接著先裹上浴巾，但是不需裹進你的雙手。等浴巾的步驟完成後，再放好雙手裹上毛毯。

包裹的速度一樣要快，因此不妨在著衣時先以乾毛巾演練並確認位置。建議包裹之後最好盡快入睡，所以包裹療法可直接在床上進行。

**【補充說明】**

本包裹療法其實不限於全身，也可因病狀不同，改以溼毛巾覆蓋胸部或身體其他部位，尤其在減緩喉嚨、頸部或腹部的不適有顯著成效。

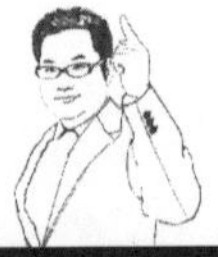

Dr. Wang 怎麼說

## 來自愛爾蘭的感冒內服良方

除了外裹之外，在此也分享一個感冒的內服良方。我在醫學院的一位老師來自愛爾蘭，老師說這劑方是來自愛爾蘭的民間食療。由於愛爾蘭長處濕冷之地，因此當地所傳的食療食譜對於預防感冒或緩解感冒不適，有絕佳的成效。

準備用品如下：

有機雞蛋　六顆

新鮮檸檬榨汁　　約八至十顆，或兩百毫升左右
紅糖　　兩湯匙
白蘭地或威士忌　　兩百毫升左右

這樣製作出來的分量約可供三到五天使用，如果不想一次做這麼多，只要將材料減半即可。製作方式如下：首先將雞蛋打散，混入檸檬汁與紅糖，過濾後裝入罐子，並拌入酒類，再置入可密封的瓶子，儲存於冰箱。

調配好的甜酒請於每天早晨飲用一杯。甜酒或多或少都會有點沉澱現象，使用前記得搖一搖喔！其中的酒精可延長甜酒的保存期限。但是，請記得未滿十八歲的青少年不可飲用！此外，懷孕婦女也要斟酌飲用。

# 沐浴療法

## 瀉鹽浴

瀉鹽就是硫化鎂。瀉鹽浴（Epason Salt Bath）的功效在於舒緩肌肉的壓力與疼痛。當肌肉在運作時，氧氣及養分的作用會產生二氧化碳及酸性的廢物，而主要的廢物就是乳酸。肌肉裡養分和廢物都是透過血液的循環來代謝並排除，因此，若血液循環不良，就會讓肌肉裡的乳酸排不出來，導致肌肉壓力與酸痛。

肌肉疼痛分為很多種，常見症狀有肌肉僵硬、疼痛，關節靈活度降低，或是筋膜緊繃的感覺。這些都是乳酸長期累積所造成的。當肌肉群產生緊繃的現象，會壓迫到血管，使血液循環變得更差，因此產生酸痛的惡性循環。

面對這樣的情況，很多人會試圖以按摩來舒緩酸痛感。按摩確實可以幫助緊繃的肌肉得到舒緩，促進血液循環，不過需注意的是，過當的力道會產生反效果，因此建議各位在按摩後搭配瀉鹽浴，因為瀉鹽含有高量的鎂，可以幫助乳酸從肌肉中排除，盡快達到舒緩與恢復。如果按摩後沒有泡瀉鹽浴，在短暫時間內，會產生因為乳酸還沒排除而引起更多酸痛，這也算是「好轉反應」的症狀之一。

**【適用病症】**

幫助控制粘膜炎、舒緩肌肉酸痛、促進血液循環，可降低按摩後令人感到不適的好轉反應。在快要感冒之前實施，也可有效預防與控制感冒的發展。

**【施行方法】**

瀉鹽可在生機飲食材料店或化學原料行購得，部分藥局也有售。

一次取二至四杯或五百公克（約一磅）瀉鹽，放入熱洗澡水內，開始泡澡。泡澡時間至少要二十分鐘以上，但不超過三十分鐘為宜。結束後以清水沖洗身體即可，也可以結束後再做乾按摩。

泡瀉鹽浴時，建議準備一杯水，隨時補充身體流失的水分。也可以用一條濕冷毛巾裹在脖子上，避免體溫過高。並記得進出浴缸要做好安全防滑措施，避免滑倒。

**【注意事項】**

瀉鹽浴**不可**與泡澡劑、精油和香皂同時使用，因為這些添加物會改變水的化學成分。

另外，熱水本身因為有抑制的功能，如果你現年超過五十歲，或是患有心血管疾病、糖尿病，請注意水溫不可太熱，且不宜浸泡到心臟以上的位置，身邊請準備濕的冷毛巾以避免體溫過熱；同時，有以上疾病的人，小心虛不受補。

若有相關的疑問，請務必向專業的醫療人員諮詢。

**【補充說明】**

瀉鹽也能舒緩排毒過程的不適感，加速酸素及毒素的排出。因此，當你因為其他療法而產生劇烈好轉反應時，不妨準備蘇打粉和瀉鹽各半杯，倒入溫水浴缸中浸泡。

## 燕麥粉浴

透過燕麥與燕麥粉的盆浴，可使濕疹造成的皮膚不適得到舒緩，並讓患者感到放鬆，得以一夜好眠。這是一個很傳統的自然醫學居家療法，效果極好。

**【適用病症】**

濕疹、蕁麻疹、水痘、皮膚乾燥、蚊蟲咬傷、尿布疹、肛門癢（蟯蟲引起）；帶狀皰疹、曬傷、風傷、野葛毒性引發的過敏。

**【施行方法】**

以五百公克的燕麥片及燕麥粉（最好是有機品，如果不是，裡面越少添加物越好）混合，裝入薄棉布袋製成一個泡澡球。然後浴缸注入熱水時放置於水龍頭下，使其完整浸入水中。或用果汁機把燕麥片打成細粉狀，直接在浴缸中沖泡開。嬰兒約使用三分之一的量即可。

浸泡時水溫不要太高，因為熱水會再度刺激皮膚，而且會把水分從皮膚表面帶走，降低滋潤肌膚的效果。每次浸泡時間為十五至二十分鐘，一天可以泡一到二次，或是聽由醫師指示。泡完後用毛巾輕輕觸碰弄乾身體，不要用擦拭的，避免刺激到傷口。

溫暖的熱燕麥浴對皮膚是溫和且具有療效，它能減輕溼疹傷口的搔癢與疼痛，多洗幾次，患者往往能明顯感受到肌膚狀況的改善。

**【燕麥粉浴注意事項】**

❶ 燕麥會使皮膚跟浴缸都變得很滑，起身時請注意安全。
❷ 燕麥會刺激眼睛，因此浸泡時請不要讓燕麥接觸到眼睛。
❸ 如果皮膚的狀況發炎很嚴重，有很多傷口時，也請避免使用燕麥浴。

**【補充說明】**

濕疹雖視為疾病的一種，卻鮮少有併發症。而皮膚往往反映肝臟、肺部與大腸的情況，因此當呼吸道出毛病，或者便祕、過於勞累、壓力太大，身體無法負荷時，就容易產生溼疹。「燕麥粉浴」除了可紓解已生成的溼疹，藉由泡熱水澡慢慢放鬆精神，並透過蒸氣作深呼吸，其實會更深入改善身體機能，並且具有預防疾病的功效。

早在四千年前，埃及人跟阿拉伯人就知道使用燕麥來美容皮膚，而後羅馬人與希臘人就使用燕麥來治療皮膚的問題。

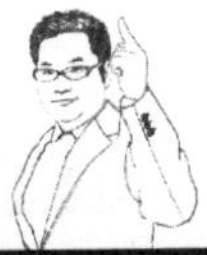

Dr. Wang 怎麼說

### 燕麥粉浴妙招

我的病人和我分享了關於燕麥粉浴的經驗談。她表示，直接用燕麥粉溶在浴缸裡泡澡雖然舒服，但事後頗難清理，因此，她把燕麥粉放在小的洗衣袋（或是不要的褲襪）裡，在淋浴時用來洗身體，這樣既能體驗燕麥粉浴的功效，浴缸也不會髒亂難清理。這是很棒的改良做法，在此也一併分享給讀者。

## 坐浴

坐浴療法是冷熱水交替盆浴，來增強精神並紓解各種骨盤周遭的不適感。

**【適用病症】**

痔瘡、骨盆腔不適、月經不順、性功能障礙、便祕、腸道消化不良、陰道分泌物過多等。

**【施行方法】**

施行坐浴療法時，除了浴缸以外，還需準備一個可置入浴缸內的大容器（左頁圖使用小盆子作示範說明），例如泡腳盆或嬰兒澡盆。或是用兩個泡澡盆也可以。

❶ 一盆熱水、一盆冷水，先坐在熱水中。

❷ 兩分鐘後換坐在冷水中。重覆坐冷、熱水的過程三個回合。

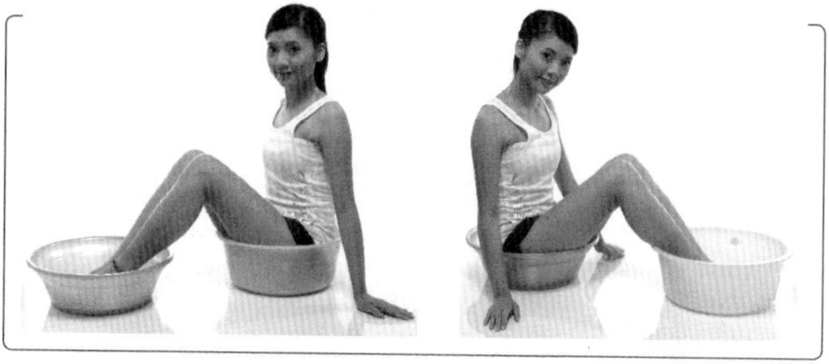

在浴缸裡注入熱水，但水位不用太高，只要屈膝坐姿時淹至下半身，能蓋過骨盤及大腿即可，另一個盆子則裝入冷水。先坐浴在浴缸中，將腳泡進冷水；兩分鐘後再換過來，使臀部泡在冷水，而雙腳置於熱水中。重覆這個過程三回合，讓療程結束在冷水的坐浴。

**【補充說明】**

如果能每天施行坐浴療法，對痔瘡會有顯著的改善效果。坐浴過程不妨用手撥動熱水，流動的水會對身體帶來更多正面刺激。

結束坐浴後，以毛巾浸過熱水，擰乾並快速擦淨全身，並稍事休息片刻。結束療法後，你可能會感到些許疲倦，但是透過短暫的休息，你會感覺精神更飽滿，身體也更有活力。

# 冷襪療法與足浴療法

## 冷襪療法（溼襪療法）

這是一種包裹式的水療法，可以平衡體內溫度，以達到退燒或紓解感冒症狀的效果。

**【適用病症】**

發燒、感冒初期的症狀排解。

**【施行方法】**

準備一雙長棉襪，將之浸濕在冷水裡，亦可在水中加入兩瓶蓋蘋果醋。睡前將襪子擰乾穿在腳上，如擔心沾濕床單或被子，可再套上另一雙乾爽的棉襪，或者鋪上大塑膠袋。濕襪包裹法除了可以平衡體溫，也可以讓你一夜好眠。隔日起床除去襪子後，別忘了洗個澡或清洗一下雙腳。

**【補充說明】**

或許有人擔心雙腳皮膚長時間處於潮濕狀態，容易長濕疹，或是腳受涼容易使身體不適。其實使用冷襪療法激發全身循環後，雙腳變熱並使襪子變乾的速度比你想像中的快很多，請不用擔心。

❶ 襪子浸濕再擰乾。 ❷ 穿上冷襪子。 ❸ 如擔心沾濕床單或被子，可再套上第二雙乾的襪子。

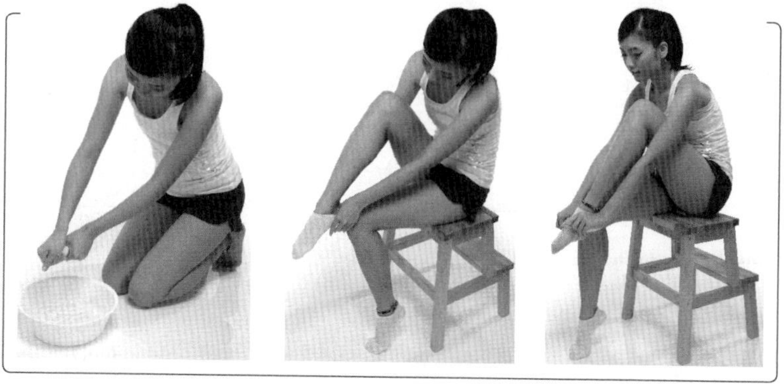

當身體需要對抗疾病時，常會以高溫來殺死細菌和病毒，也就是常見的發燒症狀。因此，除非過於年長或年幼的人，否則身體機能都可以承受適度的發燒，不需要急於退燒。同時，發燒也代表身體的警訊，它在提醒你需要休息，因此不要跟自己的身體過不去，治癒感冒最好的配方，就是多喝水並多休息。

## 足浴A

老一輩的人常說：「保持頭冷腳熱，血液流動順暢，身體一定會健康。」也有人說熱水泡腳勝過補藥。在自然醫學水療法的課程裡面，我們也有學到足浴，這跟中醫的足浴很像，只是我們自然醫學的足浴裡並不添加中藥（添加中藥不在本書的討論範圍）。

**【適用病症】**

頭痛。

【施行方法】

首先準備一個泡腳盆，水溫調節在四十度左右。泡腳時需浸泡到腳踝以上，大約十五至二十分鐘後，頭痛就應該會明顯的緩解。過程中可以持續添加熱水，避免溫度降低。

【補充說明】

泡腳是因為比身體略為高溫的水促進了雙腳的血管擴張，把累積在頭部的氣血引導流向腳部，因此可以減緩頭痛引起的不適。不過，泡腳不要超過半小時，泡太久會讓雙腳的血液循環時間過久，其他部位會缺血。飯後半小時內也不適合泡腳，因為會影響供給消化道必須的血液循環，容易造成消化不良。

目前科技進步，市面上已有許多專門泡腳的負電位足浴機，比傳統足浴來的有效，而且還有驚人的排毒效果。不過以經濟實惠來說，傳統熱水泡腳就可以很舒服了。

## 足浴B

【適用病症】

拇指外翻、大趾內側的腫脹或關節鈣化產生的不適。

【施行方法】

將兩湯匙的瀉鹽（硫化鎂）加入一盆不要太燙的熱水中，把腳放進去浸泡二十分鐘，可每天做一次。

## 芥末泡腳／紅辣椒粉泡腳

芥末／紅辣椒粉泡腳可刺激血液循環，促進肌膚代謝，除了帶來溫暖，也能減輕鼻腔黏膜的壓力，改善鼻塞或鼻竇充血。

**【適用病症】**

頭部或鼻竇充血、鼻塞、上呼吸道不暢通、四肢（下半身）冰冷。

**【施行方法】**

準備一盆你可忍受的高溫熱水，放入一茶匙芥末／紅辣椒粉，浸入雙腳直到水溫冷卻。若有鼻塞或鼻竇充血，在泡腳同時，頸背放一塊濕冷的小毛巾，可加速排除頸部以上任何有關腫脹、充血、發燒的不適感，使你感到清爽。

**【補充說明】**

一日雖可施行兩次芥末泡腳，但有皮膚相關疾病，如濕疹、蕁麻診者或有開放性傷口者，請避免芥末／紅辣椒粉泡腳；除此之外，兒童在無大人看顧或無醫師處方之下，也不宜做芥末／紅辣椒粉泡腳。

## 涉冷水法

在水中走動或是原地踏步

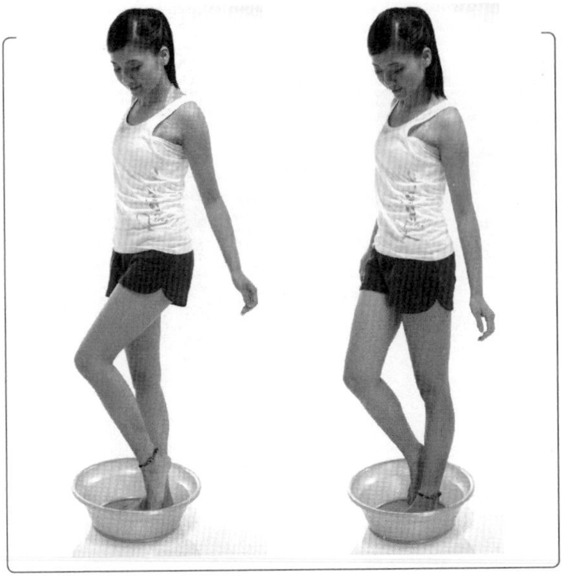

冷水可以激發生理的原始層面，讓身體自發性的變得溫暖，且讓血液傳送到四肢，所以，「涉冷水法」是排除季節變化時造成四肢冰冷的妙方之一。

**【適用病症】**

血液循環不良、手腳冰冷、失眠、運動後容易抽筋者。

**【施行方法】**

晨間沐浴前，先在浴缸或水盆中裝入冷

水，以足以淹過腳踝為準。然後在水中走動或是原地踏步，至少要達到一百二十步以上或兩到三分鐘。過程中請小心以免滑倒，結束後把腳擦乾。

本療法是透過冷水來觸動人體自然反應機制。當冷水讓四肢感到冰冷時，身體其他部位的血液就會往低溫處流動，讓人體循環增強，因此，當你涉冷水以後，會發現雙腳是溫暖的，而且甚至會持續一整天（這也是冷襪療法的原理）。

建議一天做兩次，早晚各一次。晨間的涉冷水會幫助整天的能量提升、精神變好，而晚上的涉冷水會幫助睡眠。

**【補充說明】**

冷水或熱水都能達到促進血液循環、溫暖身體的功效。選擇「涉冷水法」時，仍須注意當下氣候與保暖，以免著涼。

## 滾冰輪療法

你知道嗎？當你走路時，腳每走一步一踏地，就得承受大約兩百公斤左右的壓力！現代人又愛漂亮，尤其是女生，穿鞋子往往只注重好不好看，而不注重適不適合，這會讓腳底肌肉承受的壓力更雪上加霜。所以如果你穿著不適合的鞋一整天，回家後腳掌痠痛不已，除了可用上述的足浴舒緩以外，還可試試滾冰輪療法。

**【適用病症】**

足底筋膜炎、或是腳掌感到痠痛的族群。

**【施行方法】**

❶首先把空的寶特瓶裝水九分滿，拿到冰箱冷凍庫使水結冰。在國外的讀者可直接使用超市賣的冷凍濃縮果汁罐頭。

❷坐在椅子上，腳穿襪子。不怕冰的人可以不穿襪子，怕冰的人可用跟寶特瓶差不多大小的滾輪代替。

❸先用一隻腳踩在結冰的寶特瓶上前後滾動，再換腳。各做五分鐘。

**【補充說明】**

這個方法可以藉由滾動的動作來舒緩因勞累而引起的足底肌肉不適，而冰敷可以減緩足底筋膜的發炎。如果足底筋膜長期被不正確的施壓或是使用，除了造成足底筋膜炎以外，腳跟還有可能長骨刺，會引起急性的疼痛。

# 石頭呼吸法

緩慢的深呼吸加上帶有大地之母能量的石頭帶來的穩定感，可以讓人保持平靜與放鬆，有效紓解昏厥後再醒來的不適感，以及穩定情緒，舒緩壓力。

**【適用病症】**

非病理上的症狀，例如情緒起伏波動所造成的昏厥，以及壓力過大所引起的情緒不安等。

取自然環境的礦石，握在肚臍下方的能量中心，一面緩慢、穩定的深呼吸。

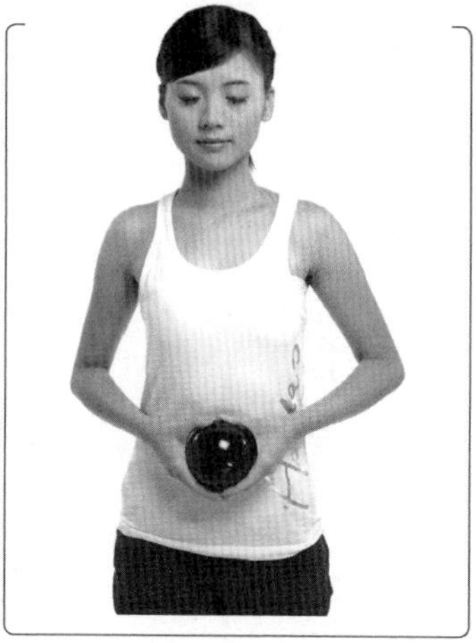

**【施行方法】**

隨手取得一塊石頭，將之握在肚臍下方的能量中心。一面緩慢、穩定的深呼吸，一面用右手覆蓋石頭，以撫觸的動作感受石頭反應的土地能量，感受其堅固的力量，並讓心境逐漸踏實下來。

**【補充說明】**

此處所稱的石頭，並不設限什麼特別的石頭，取自於自然環境即可。如果身處室內無法取得一般石塊，如有水晶類礦石也可帶來一樣的安定效果。

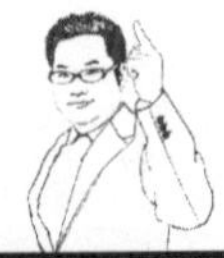

Dr. Wang 怎麼說

## 採地氣改時差

說到土地能量，現代人出國旅遊時，常常因為時差，生理時鐘一時無法調適。這時只要在目的地找一處有泥土或草地的地方，赤腳踩在泥土地上，或躺在草地上採採地氣，不消多少時間，就可免除時差之苦。

我有一個在出版社工作的朋友，時常因為截稿而加班熬夜，精神壓力很大，因此偶爾會發生暈眩、睡眠失調，或者因季節變換有些情緒不安的現象。偶然的機會下，我和他聊起了「石頭呼吸法」，他感覺很有趣，就找機會試了試。後來，他告訴我，石頭呼吸法確實可以讓情緒較為穩定且放鬆。他說，因為找不到一般石頭，他握的是家中擺設的紫水晶球，大小約莫一個小籠包。握住水晶球後躺平，將握著的水晶安放在肚臍上，深呼吸大約十至十五分鐘，整個人會慢慢沉澱、放鬆下來，甚至進入淺淺的睡眠。醒來之後，雖沒有非常神奇而變得精神百倍，但是先前的不安與壓力的確稍微被排除，大約會恢復40％的元氣。

因此，有興趣或有類似壓力困擾的朋友，下次不妨試試看這個簡單又有效的穩定情緒方法。

# 按摩與擦拭療法

## 乾按摩

乾按摩是指透過徒手，或以天然豬鬃刷子在皮膚上達到清潔與刺激的效果，但不需搭配任何清潔沐浴品。乾按摩（或稱乾刷皮膚按摩）適合天天施行，最佳時機是每天洗澡之前，因為乾刷按摩可刺激淋巴系統，改善身體代謝，進而促進血液循環。此外，當你因為感冒而導致胸腔或鼻竇內有黏液聚集時，乾刷按摩會帶來很好的療效，並減輕感冒帶來的不適感。

**【適用病症】**

感冒，防範皮膚產生膿腫、疔瘡等皮膚病變。

**【施行方法】**

準備一把天然豬鬃製的刷子，從腳掌開始往腿部的方向來回刷動，然後從四肢末稍慢慢刷往心臟方向。不要疏漏背部和肩胛骨，頸部和頭皮也刷刷無妨。如果身上沒有發炎或破皮的傷口，可以試著用一點力刷，力道與刷毛會

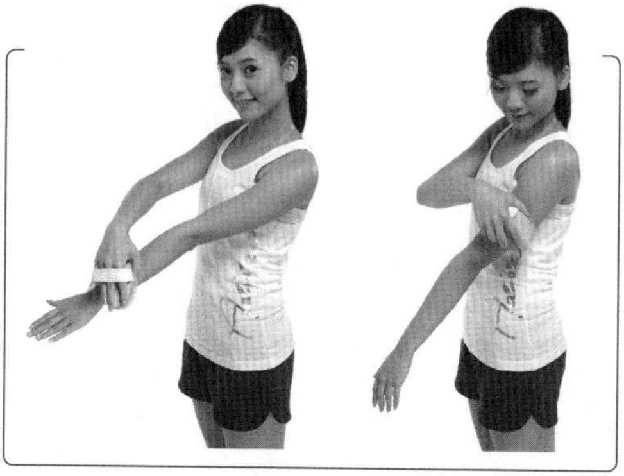

用天然豬鬃製的刷子，從四肢末稍慢慢刷往心臟方向。

為你帶來出奇不意的舒適感受。

如果手邊沒有刷子，你也可以試著用手按摩。一樣是在洗澡之前，用自己乾爽的雙手從頭和臉部開始，先以小劃圓的方式做按摩；都市上班族大多長時間用腦和眼力，因此，在按摩到頭皮時不妨稍微用力一些，以達到紓壓的效果。除了從頭按摩到腳指，也可以用掌心掃過全身，用略帶力道的長撫觸撫過軀體與四肢，關節部分可以使用畫圓圈的按摩手法。

稍微出一點力道會讓身體更舒適，但是動作需溫和，不宜心急，不妨懷抱珍愛並認識自己身體的心情，慢慢按摩全身每一寸肌膚。

**【補充說明】**

皮膚是身體主要的排泄器官之一，當肌膚上堆疊過多廢棄皮膚細胞而使毛孔堵塞時，就容易產生疔瘡或膿腫等皮膚病變。因此，透過乾刷按摩法加強血液循環與肌膚代謝，是預防肌膚代謝疾病的良方。

然而，若肌膚上已出現破皮、發炎等症狀時，就暫不適用此方式；或者，在按摩時請盡可能避開患部。

台灣經營之神王永慶先生生前所提倡的「乾布磨擦保健運動」，其實和本療法有異曲同工之妙，如果找不到鬃刷或無法忍受刷毛刺激者，也可以試試王永慶先生的方式。想要效果更好的話，則可以選用大的絲瓜絡，因為它夠粗糙，表面面積大，施行起來更快、更方便。

## 鹽擦法

海鹽富含豐富的礦物質，「鹽擦法」可透過肌膚吸收力以活化循環，促進人體代謝。

**【適用病症】**

口臭，體內循環代謝不佳。

**【施行方法】**

取一乾淨臉盆置入約一公斤粗海鹽，加入適量的熱水混合成濃濃的鹽泥。接著徒手取出鹽泥敷抹全身，讓鹽泥覆蓋身體約幾分鐘。由於鹽的磨擦力很強，因此不需太用力塗抹，以輕快不失活力的節奏敷塗即可。隨後，以熱水沖去鹽泥，再以你可忍受的冷水或微涼溫水再次沖洗一遍。海鹽加上冷熱水的刺激效果，會讓你的肌膚溫暖且泛紅，促進身體循環代謝的能力。

**【補充說明】**

常常困擾大眾的口臭，生成因素不外乎兩者；第一，口腔衛生保健不當。第二，體內循環不佳。如果已經盡可能確實做好牙齒與口腔清潔保養，卻無法改善口臭，那表示你需要從消化、代謝等層面著手，因此不妨試試鹽擦法這樣從另一個角度切入的治療方式。

## 篦麻油包裹法

這裡的「篦麻油包裹法」類同於排毒，是透過外敷促進代謝與排泄器官的運作，以達到排毒與循環正常的功效。

**【適用病症】**

牛皮癬及排泄不順者。

**【施行方法】**

以紗布沾取篦麻油後，置於任何可加熱之容器，以文火加熱到可忍受但不至於燙傷的溫度，然後放在右腹部，敷上至少四十五分鐘，不宜超過九十分鐘。為了維持熱度，可以熱水袋、電毯或遠紅外線照射燈加熱，療程結束後再以溫水沖洗患處。

**【補充說明】**

誠如前文所強調，皮膚往往會反映體內狀況，牛皮癬患者許多都始於肝臟與腎臟功能運作不良，因此，透過「篦麻油包裹法」可以促進肝腎功能，以排毒來改善皮膚病變。

【注意事項】
蓖麻油有可能沾污衣物或滴落地板，請注意環境整潔並小心滑倒。

## 冷熱水交替水療法

【適用病症】
冷熱水交替水療法不只針對關節，其實身體任何部位的不舒服都可以使用。它的原理主要是利用溫差的方式來促進患部血液的循環，讓累積的毒素加速排除。

以下是針對手腕或是腳踝扭傷後二十四小時都仍然不舒服的簡易水療法；而金盞花在西方藥草學上可外敷，有幫助傷口、燙傷、擦傷加速復原的功能。

【施行方法】
準備兩個水盆。第一個水盆放約不超過攝氏三十九度的熱水，可加一湯匙的金盞花草藥酊劑；另一個水盆放冷水（攝氏四至二十度）。如果沒有金盞花也可以直接進行。

把扭傷的部位（手腕或腳踝）放到熱水盆裡三分鐘，然後放到冷水盆裡三十秒。加一點熱水在第一個熱水盆裡，把溫度提升到四十一度，再泡三分鐘，接著泡冷水三十秒。

重複以上的過程四至八次，熱水的溫度可以逐漸提升到四十三度。冷熱水之間的溫差越大，效果會越好。如果只是普通的水腫或疼痛，冷水約在十度即可。記得最後結束一定要在冷水三十秒的那部分療程，隨後休息半小時。

必要時，一天可做三個回合的冷熱水交替浸泡。

請注意，冷熱交替水療或許可以幫助改善急性疼痛，但如果一直沒有改善，還是得去就醫。

**【補充說明】**

全身冷熱交替的淋浴也是一種很好的方式，記得最後一定是要冷水做結尾。此外，如果覺得冷水沖淋全身太刺激，可以參考〈乾按摩〉一文，在沖熱水或是三溫暖後，用沾過冷水的鬃刷或是擰乾水分的濕冷毛巾擦拭身體，也是不錯的替代方案。

# 衝突飲品助眠法

飲食會影響身體機制，這是眾所皆知的事。例如，我們常透過含咖啡因的茶或咖啡提神，也會飲用具舒緩放鬆效果的洋甘菊、薰衣草茶助眠。有趣的是，這兩種看似功效衝突的產品同時使用時，會帶來非常強烈的助眠效果，因此適用於有相當程度的失眠情況。

**【事前準備】**

洋甘菊茶　一至兩杯

黑咖啡　一至兩杯

**【施行方法】**

在床邊準備好飲品，換上睡衣為入眠準備。上床後交替飲用兩種飲品，可先飲用半杯咖啡，隔三至五分鐘再飲用半杯茶。

兩者飲品提神與放鬆的特性交互出現下，會使你的大腦產生困惑，不知道現在應做出哪種反應，因此會在很短時間進入疲憊的睡眠狀態。

**【注意事項】**

由於這是一個較激烈且強制身體休息的方式，建議每週不要使用超過一次。

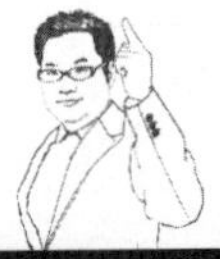

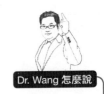

## Dr. Wang 怎麼說

我以前也曾因為熬夜苦讀而搞到生活日夜顛倒，在大學時有一陣子要吃安眠藥和咖啡因錠劑來調節自己的作息，尤其是期末考的時候。吃過安眠藥的朋友都知道，吃了藥是比較容易睡著，但隔天醒來後腦袋昏昏沉沉的，而且到後來往往劑量會越來越重。

越深入了解自然醫學後，我便捨棄了安眠藥，改吃褪黑激素。褪黑激素是天然的東西，我自己覺得吃了好睡，隔天起床也不會昏沉。但後來也是劑量要越吃越多，我覺得這樣也不是長久之計。

第一次在醫學院聽到老師介紹這個「衝突飲品助眠法」時，我也嚇了一跳，甚至覺得老師可能在唬弄我，所以，我就在某一個失眠的夜晚，嘗試了這個聽起來很奇特的方法。果然，在半小時內我感覺到異常的疲勞，一下子就睡著了，隔天起床卻感覺精神很好。不過，我沒有實驗精神，並沒有嘗試在一個星期內施行兩次這個方法。

話說回來，會長期失眠的人往往有根本體質上的因素，安眠藥、褪黑激素或衝突飲品助眠法，都只是短暫輔助的改善之道。想真正不失眠，還是要有正常的生活作息，避開任何影響睡眠的原因（光害、噪音、刺激性飲食、睡眠環境舒適度考量等等），以及從情緒、體質上調整起，才能徹底解決失眠的困擾。

# 調音與呻吟療法

《黃帝內經》認為「心主神明」，情緒上的變化會在五臟六腑中表現出來。所以，對應到的像是：肝、心、脾、肺、腎；怒、喜、思、悲、恐。簡單的說，當五臟六腑出了問題，就會造成體內陰陽五行失調，人體就會產生疾病。

在振頻醫學的理念中，我們身體的每一個器官、肌肉、組織、紅血球、體外的細菌、病毒，甚至連我們的情緒等等，都會構成獨特的振動頻率與波長。當情緒受到波動時，會影響健康的器官使其偏離了正常的震頻，於是該器官就會出現不適的現象。因此，振頻醫學與中醫可以說是有異曲同工之妙。

另外，旅居夏威夷的中國音療大師吳慎教授使用了五音對五臟的原理，創造他獨特的音樂療法：

肝—**角**　　**木音**
心—**徵**　　**火音**
脾—**宮**　↑對應↓　**土音**
肺—**商**　　**金音**
腎—**羽**　　**水音**

他除了藉由不同的樂器來製造五行的震頻，對應到五臟六腑之外，也創造了「五音歌」，使用「宮、商、角、徵、羽」五個發音來調整內臟的頻率與震動。此外，國外也有利用不同音樂來幫助人放鬆的音樂療法，行之有年。

自然醫學裡面，其實也有類似透過自己的聲音來調整身體頻率的方法：

## 調音療法

調音是透過自發的聲音，如吶喊、歌唱等，將體內不適的感覺排出體外，對區域面積較大的疼痛頗具療效。

**【適用病症】**

舒緩身體因疾病、外來損傷、運動等造成的疼痛感。

**【施行方法】**

在一個你感到安靜並放鬆的環境，任選舒適的姿勢，坐、臥或站均可，但是請讓背保持打直的姿勢。接著，閉上眼睛感受你的疼痛中心點，試著替它發聲——想像痛源轉化成一種能量，透過你開啟的嘴巴變成一個聲音，在呼吸許可的前題下，讓音符拉得越長越好，直到沒有聲音，再重覆。

隨著身體病痛減緩，你哼唱的聲音也會從病痛的呻吟變得更為悅耳，這是你的聲音在反映身體的能量狀況，當你身體能量增強時，你的聲音自然會變得有力而動聽。

**【補充說明】**

調音其實是一個很簡單可以試探身體能量，或者調整體內平衡的方式。即使你並沒有明顯的疾病，但是偶爾讓自己靜下來，試著從內心深處發聲，你會發現，自己的聲音其實正反映了內在的壓力和能量狀況——無論它是身體想發出的聲音，或者需要聽見的聲音，總之，透過一次次的發聲調音，你的身體會得到應有的紓壓和平衡。

## 呻吟療法

呻吟療法與調音療法有些接近，然而在治療上更趨向心理與內在的壓力平衡，對於一些因情緒產生的病症，或者需要保持冷靜、排解不安時非常有效。此外，如果你因身體的疾病或外在挫折感到疼痛與憤怒，呻吟也是排解怒氣和失落感的好方法。

**【適用病症】**

排解憤怒情緒，紓解骨關節炎和類風濕性關節炎。

【施行方法】

選擇一個可以放鬆躺下，且不會被打擾的環境，深吸入一口氣，然後開始呻吟，盡情的讓所有情緒隨著口中的聲音被拉長、釋放，接著換口氣重覆。什麼時候會覺得療程已經足夠？通常當你發現一次又一次的呻吟之後，你的音量會由強漸弱，最後感覺一切負面情緒與能量已如水杯被倒空一般，這時就可以停止了。

【補充說明】

為何會說呻吟有助關節疾病的治療？因為大多數關節相關的病症反映的是挫折、被拒絕、頑固與精神上過度負擔，而其中最容易積壓的就是憤怒情緒，因為社會倫禮教育我們不應輕易發怒，要約束情緒以維護形象與禮節。然而，這些被壓抑卻未曾真正排解的負面情緒，最後往往反映在身體健康上。

因此，也許當你從事呻吟療法的同時，你會同時覺得自己想像個小孩子一樣，搥拳、踢腳或者摔東西、號啕大哭等，這些都是正常的情緒反應。你也可以試著找出兩全其美的方法，例如參與一場拳擊有氧運動，或者毀損一些準備淘汰的磁器等等。在確保自身安全、並不影響他人的前題之下，可以好好地發一頓脾氣，對個人健康是有很大幫助的。

## 閉嘴低哼法

閉上嘴發聲，讓聲音振動去刺激顱內與鼻竇，能使你的呼吸道更暢通，舒緩鼻竇相關的不適症狀。

**【適用病症】**

花粉熱等因素引起的鼻竇或呼吸道不適。

**【施行方法】**

深吸一口氣，在不張開嘴巴的情況下發出低哼聲，隨著哼出的聲音慢慢以鼻子吐氣。如此發出的聲音對身體亦有全面性的平衡，並能改善許多人以口呼吸的習慣。

**【補充說明】**

閉嘴低哼是強迫自己以鼻子做吐氣的動作，多嘗試幾次便能使鼻腔保持暢通，這對苦於花粉熱季節難以靠鼻子好好呼吸的病患來說，是不可多得的保健練習法。

# 生理期調節相關療法

每個月報到一次的生理期雖然是身體在排毒，但是小腹悶痛、精神不濟，甚至週期不穩等問題，在在苦惱著女性朋友。因此，本書在此分享兩個簡單的生理期調節療法，希望各位女性讀者在施行之後，身體都能進入更良好的循環。

## 晒月光法

**【適用病症】**

調節生理期。

**【施行方法】**

「月經」（生理期）顧名思義就是跟月亮的週期有關。現代人因為電燈的發明，不但褪黑激素的分泌受到干擾而影響到睡眠，也因為光害的關係，較少接觸到月光。在國外自然醫學裡有一個很特別的療法，就是針對月經週期不順者，可以在初一跟十五的時候「晒月光」來調節。

那麼「月光浴」要怎麼做呢？只要在初一、十五，裸露肩膀以上的部位迎接月光的洗禮，可以坐在窗戶旁邊，或到比較沒有光害的地方走走，十五分鐘到半小時就可以了。美國就有許多人專程飛去沒有光害的亞利桑那州沙漠區享受月光浴，這樣的行程近年來已經蔚為風潮。

## 種子調整月經法

**【適用病症】**

調節生理期。

**【施行方法】**

在初一開始的兩個星期內，每天服用兩湯匙攪碎的有機亞麻籽跟南瓜籽；在初十五開始的兩個星期內，每天服用兩湯匙攪碎的芝麻與葵花籽。

這四種種子內含的豐富養分都對人體有很好的助益（抗氧化功能、Omega-3 脂肪酸等等），此外，這些種子的共同點是含有豐富的植物雌激素，所以對月經失調的改善能有很大幫助。

當然，這是流傳已久的方法，對現代人來說，兩湯匙的量不一定夠，大多數的健康食品廠商也都會推出針對婦女月經不順的配方，但若是想在居家的自然環境中簡單補充雌性激素，這不失是一個好方法。

# 糊藥療法

想必讀者會問：「什麼是糊藥（poultice）？」糊藥的定義是：「任何熱的、軟的、濕的、可以直接放置在皮膚上，蓋以棉布，然後裹以保鮮膜，最外層再用羊毛布包起來的方法。」

糊藥的原理是藉由熱的傳導，來增加皮膚的血液循環，且由於糊藥成分不同，可達到幾種功效：減緩不適、收斂、吸出毒素、滲透吸力、潤膚，使肌膚柔軟促進組織再生。

糊藥跟濕敷很相近，不同的地方在於，糊藥是把藥草直接敷在需要的地方，而並非採取液體的形態。糊藥有很多種類，在這邊介紹的是簡單常見又實際的糊藥：

## 洋蔥糊藥

**【適用病症】**

胸腔感染、氣管炎及耳朵疼痛。

**【施行方法】**

把三個大洋蔥切片，然後在蒸餾水中嫩煎，直到洋蔥變成透明為止。

把一半的分量包在毛巾上，直接放在胸口，接著用另一條毛巾放在上面保溫。直到第一包冷掉後，把另一半的洋蔥也放到胸口，重複敷療，每次大約實行二十分鐘左右即可。

耳朵痛可直接把洋蔥糊藥放在耳朵，不過，當然用量要少一點。

**【補充說明】**

剛製作好的洋蔥糊藥溫度比較高，請小心不要燙傷。此外，在胸腔上使用洋蔥糊藥後，通常都會伴隨著有痰性咳嗽的發生，這是肺部在清除粘液的排毒現象。

## 車前草糊藥

**【適用病症】**

針對擦傷、割傷、蜂螫、刺痛（玫瑰刺或是玻璃碎片）。

**【施行方法】**

把車前草跟水用果汁機攪拌，直到變成黏稠的狀態，使用紗布直接放置在傷口上；也可以在傷口周圍先擦一些橄欖油，防止糊藥黏附在傷口。

## 鼠尾草與醋糊藥

**【適用病症】**

幫助消除瘀青與水腫。

**【施行方法】**

搗碎適量的鼠尾草葉放在平底鍋上，用足夠的醋淹蓋過鼠尾草，以文火慢慢煮。不要讓醋沸騰，當鼠尾草葉子變軟時，糊藥就完成了。

把糊藥用毛巾包起來，在病人可以接受的熱度內敷在需要的部位，外面再裹上一條毛巾，敷一個小時。

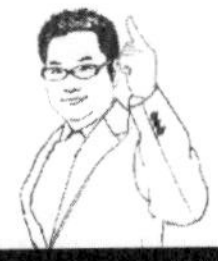

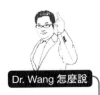

Dr. Wang 怎麼說

### 黏土療法

自然醫學裡提到的外敷療法有三種：濕敷、藥敷（也就是本篇「糊藥」）和黏土——而這裡的黏土，並非一般文具店的黏土，而是天然且純淨的高嶺土。黏土療法在台灣雖少見，但是有另一個形態的存在方式，也就是美容SPA常見的泥漿敷體、死海泥去角質之類的產物。另外，台灣谷關的泥漿溫泉也有異曲同工之妙。

天然泥漿（在此指的是高嶺土）的化學結構，造就了它強大的吸附力與吸收力，可以幫助身體清除多餘的毒素，是個有效的排毒媒介。除了排毒的功能外，粘土還可以保護消化道的粘膜、中和酸鹼值，療癒食物中毒、調節腸道蠕動等等——換言之，泥漿也是可以服用的！

在國外的專業材料店，可以取得天然、純淨的高嶺土黏土粉，加少許水調作飽和的糊狀時，就是外敷的糊劑，敷上待乾即可；黏土敷劑對水腫或感染的患部，可使症狀迅速排解。另外，一茶匙黏土粉對上一百毫升的純水，用木湯匙攪拌後，等其沉澱再飲用上面的水，就可以達到體內排毒的效果，甚至對排解重金屬都有效。因此，無論調合、攪拌及盛裝的容器，都請勿使用金屬製品。

一般來說，黏土分為紅色、綠色及白色三種顏色，排毒效果強弱順序是紅色最強、綠色次之、白色最弱。如果要內服，建議白色的黏土即可，以免排毒效果過強，身體難以負荷。不過，在外敷上就沒有顏色的問題。附帶一提，有飲用黏土水者切莫吃得太油膩，否則因為黏土容易凝固而產生消化器官的問題。

雖然分享了這麼多，但由於台灣目前除了先前提到的美容或SPA品項外，並沒有正式引進其他泥漿或黏土粉製品，因此在居家施行上較困難。再者，無論外敷或內服泥漿都要注意許多細節，因此還是建議各位讀者暫時把本段落當成增廣見聞就好，以免誤食誤用了非天然或受到污染的泥漿、黏土產品，這樣反而得不償失。

# 第六章 病快好了？還是變嚴重了？

在帶各位認識好轉反應之前，我想先跟各位分享在報紙上讀到的某新聞事件：

有一位追求健康的林媽媽在朋友介紹下服用了進口的直銷食品，希望可以提升身體的免疫力。然而，卻在服用一個月後全身出現紅斑、四肢皮膚增厚又脫屑。林媽媽嚇壞了，四處求醫與就診，最後被斷定為罕見的免疫疾病「毛孔性紅糠疹」，最後選擇透過中醫調理才略見改善。

然而，據健康食品公司表示，產品上市多年來，確實有不少人服用後出現類似過敏的「好轉反應」，但不曾有如此嚴重的個案，因此推測，會造成這樣的情況，也許是後續治療的其他藥物或服用了其他產品所產生的變化。

姑且不論在這個故事中導致病變的起因何在，相信很多人都很好奇，到底何謂「好轉反應」？簡單來說，任何人在使用自然方式的療法時，不管是吃中藥、針灸、同類療法、撥恩技巧、花精、保健食品、氣功、斷食、運動、水療、芳香療法、能量療法等，都會暫時性出現身體不舒服的情況，這就是概稱的「好轉反應」。

好轉反應（healing crisis）英文字面直譯為「療癒危機」，而它其實也長存在中醫或東方醫學裡，被稱之為「瞑眩反應」，這是指在治療後症狀暫時產生的惡化現象，不過這種反應卻是復原的前兆，並非副作用；舉例來說，像是盤腿久了之後，起身必然會因為血液循環突然變快而產生麻痺感，這個麻痺感並非身體生病而出現的症狀。

好轉反應又被稱為「調整反應」、「排毒反應」、「危機反應」等等，也常出現於使用能量療法、中藥及某些健康食品時。這是因為身體開始接收訊息後，會刺激中樞神經、自律神經、免疫機能、荷爾蒙等，促使機能回復正常、健康，所出現的排毒反應。

近代美國自然醫學先驅亨利・林得勒醫師指出，每一個身體的急性症狀都是反應出自然的療癒與排毒的結果。人體天生就具有排毒的功能，而當身體排毒與自癒的功能被壓抑的方式所干擾——像是服用西藥、環境污染、垃圾食品、黑心食品等等，就會轉變成慢性的疾病。而慢性疾病之所以能夠被療癒，是因為身體被帶回當初急症時病源被引發時的狀態。也就是說，重新出現的舊有急症，是伴隨著毒素清除並且離開身體的現象，這就是好轉反應；當初病怎麼來，現在就要讓它怎麼走！

跟好轉反應（healing crisis）相反的，就是疾病反應（disease crisis）。疾病反應是身體的生命力被比它強勢的疾病因素所侵犯、壓抑甚至是霸制住，這樣的反應會導致永久性的器官破壞，甚至死亡。

因此，在恢復健康的道路上，只要你了解並且認知、接受好轉反應，身體的療癒會變得更快、更有效率。畢竟，短暫的不舒服，只是為了更長遠的健康所付出的小小代價而已。

## 哪些才是好轉反應？

好轉反應因人而異，以下是大部分人會出現的現象：

### ❶弛緩反應

病態的器官因為開始恢復機能，以致其他器官產生短暫的配合失衡狀態。症狀有：倦怠、嗜睡、身體無力、頭暈等。

很多人在好轉反應的期間會覺得每天都想很睡，回家後一碰到床就不省人事。這是很好的現象，因為身體只有在睡眠的時候才能進行最完整的修復工程，就好比車子進場保養時，車主是不能開車的道理一樣。而且現代人生活忙碌，往往作息不正常，睡眠不足，熬夜兼爆肝，這樣的疲勞與嗜睡，正是身體在把之前的睡眠債補回來的現象。所以，我會建議病人除了平常睡眠習慣要正常之外，在自然醫學的處理下，如果想睡的時候，即使是白天，只要時間跟工作允許，就倒頭大睡，什麼都不要管，讓身體好好的進場維修吧！之後身體自然會把睡眠調節回來。

附帶一提，如果原本有睡眠問題的人，可能會在好轉反應的過程中睡得更不好，又或許睡得比較少、但是精神變得比較好（也就是睡的更有效率）的狀況發生。

## ❷過敏反應

當慢性疾病趨於安定時，身體會依序找出毛病來進行修復，因此好轉反應也就是身體和疾病對抗、同時也是在治療或恢復時的反應，其中通常最優先會反應在胃、腸、肝等器官。症狀有：便祕、下痢、疼痛、浮腫、出汗（尤其是味道很重或是會把衣服染色的汗）。

很多人會在皮膚上出現很多反應，像是青春痘、濕疹，甚至滲水等等，因為皮膚是身體最大的器官，上面布滿了汗腺跟毛囊，還有無數的毛細孔。在中醫的學說中，肺跟大腸對應在外表的器官就是皮膚，因此皮膚就跟毒素排除、新陳代謝息息相關。

人體對外排放毒素的方式主要有四種：糞便、尿液、排汗，女性則多了月經這個管道。而當排泄與月經都不順暢時，身體會把毒素改成從皮膚排出去。在好轉反應時若是看到皮膚方面的問題，這通常都是脂溶性毒素排出的反應。對身體來說，把該部位的毒素推向皮膚表面、讓毒素直接離開身體是最有效率的作法；如果想再將毒素運送回循環再透過大腸以糞便的形式排出，對身體而言不太符合經濟效益。

## ❸排泄反應

透過皮膚、汗、尿液、糞便、咳嗽、痰等，將原本堆積於體內的廢物、毒素、疲勞素，開始分解排出體外。症狀有：發疹、痘痘、皮膚癢、皮膚顏色改變、眼屎、尿液顏色起變化、尿泡、黑便。

據我多年的觀察，男性病人在好轉反應期間通常會拉出很多又黑又臭的糞便；有更甚者，會有一層油浮在馬桶的水面上，或是糞便黏在馬桶壁上難以清除。而女性常見的好轉反應則大多是放屁的頻率跟排便的次數增加，比較少有劇烈的排便反應。不過有時也會反應在月經方面，像是月經變得比較深色或是排出血塊等等的現象。

❶排毒前：很多毒素進入體內，沒有毒素排出。

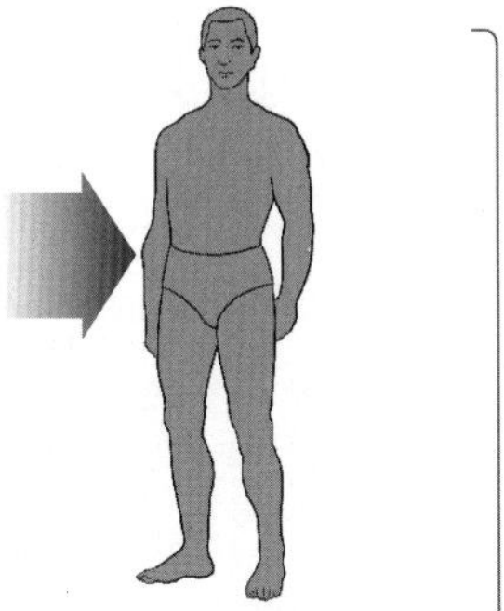

❷開始排毒：減少毒素進入體內，並作大量的排毒（好轉反應）。

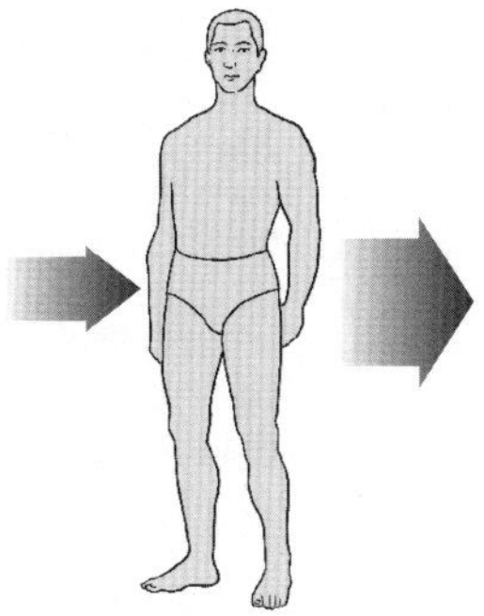

❸排毒後：身體恢復健康，毒素有進有出。

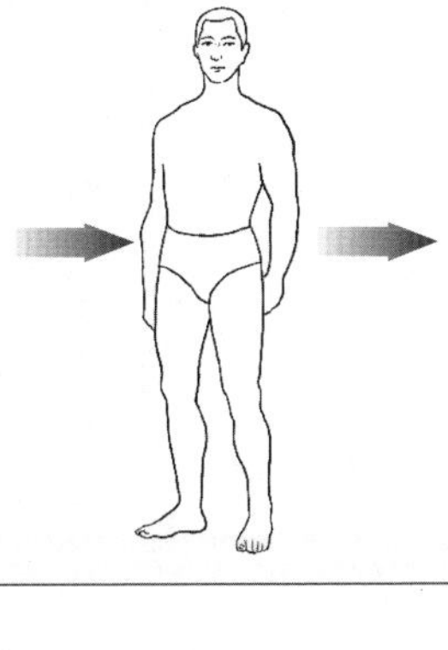

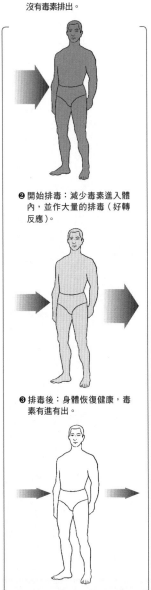

如果變得很頻尿，這就是水溶性毒素在排出體外的現象；頻尿還有可能會和肌肉酸痛同時發生。有很少數的人會出現咳痰、吐血或是血便的現象，這是身體把息肉、囊腫以及腫瘤排出體外的方式。畢竟這些增生的組織不會憑空消失，以效率來說，人體也不會想把這些有害的組織先吸收回體內後再由正常排泄管道排出，因此身體可能會讓它們用痰、血水或膿的方式離開（但不是絕對）。這時最好能夠吃流質食物以減低消化道的負擔。

### ❹恢復反應／疼痛反應

這是當血液循環不良的部位獲得改善、血液被淨化，淤血部位變得暢通時會出現的好轉反應。症狀有：頭暈、發燒、疼痛（腰痛、腹痛等）、嘔吐、反胃、倦怠、手腳麻痺、抽筋、血壓升高等。

中醫說的「通則不痛，痛則不通」就是這個道理。出現好轉反應的部位，往往就是身體需要被處理（維修）之處。所以，如果你身體哪邊有酸痛或是曾經出過意外等等，治療後往往都會先感覺到原本那些不舒服的部分加重了，然後才慢慢的舒緩。這是因為原本能量減少或是毒素阻塞的部位，已經清除完畢，氣血循環變好，以及神經系統回復健康開始有反應的現象。肌肉關節疼痛或抽筋時，可以泡瀉鹽浴或是口服鈣鎂粉幫助改善。

很多慢性病的病人在療癒的過程中會出現發燒的現象（詳見p220），甚至是重複的發燒。為什麼似乎只有小朋友才會發燒呢？因為他們的生命力與自癒力都比較旺盛。隨著我們成長，毒素累積越來越多，體質變得越來越寒，加上吃的不對，很多人已經失去自然發燒的能力了，尤其是老人家。發燒是身體在大舉修復時的象徵，請務必好好珍惜。

### ❺情緒釋放反應

有的人在身體回復健康的過程，會短暫出現情緒失控的現象，像是變得更悲傷、更愛哭或是更愛發脾氣。這些都是因為壓力長久累積在心理需要被釋放出來，病人身邊的親友可能會比較辛苦一點，但是請不要太擔心，當他們能夠好好地釋放完之後就沒事了。

## 產生好轉反應的時間

快的人一開始就有反應，有的一至二週左右；慢的要三、四個月，甚至更晚。一般而言，大約每兩個星期會出現「一組」好轉反應，也就是每兩個星期就應該要出現不太一樣的好轉反應。早期的文獻指出，好轉反應出現大約需要四到七天，但是我觀察到的大約是一到兩個星期，可見隨著時代演變，人體累積的毒素真的變多，所以導致需要的時間也變多了。

好轉反應會因人體質不同，而有不同症狀，通常三、四天到兩個星期左右會停止，但有時候會再次反應。對大部分的人而言，身體要全部恢復健康，會需要至少三次大的好轉反應，也就是：變壞、變好，變壞、變好，變壞再變好。每一次通常會有短暫的舒適期，這是身體在儲存能量、養精蓄銳，等待下一波毒素的排除。但是，每一次變化的內容跟程度都有所不同，通常反應會越來越輕微。請注意，面臨好轉反應時請多休息、多喝水，並盡量少吃冰冷的食物。

## 好轉反應的三大意義

好轉反應是表示：人們經過自然醫學相關的方式與手法，在體質改善的過程中所暫時發生的看似惡化現象。雖然現有的藥事法不認同好轉反應過程中的各種「症狀」也是恢復健康之路的部分之一，但這並不能抹滅好轉反應帶給我們的正面意義：

❶**有害物質被排出體外的佐證**：毒素排出的速度比身體新陳代謝的速度快，所產生的暫時性反差現象。

❷**身體正由生病時的不均衡情況、進而趨於健康所產生的些許混亂**：就好比一艘停在靜止湖面的小船，當有人上下船時船身自然會晃動，但最終會慢慢平穩下來。這是身體由一個較不好的平衡點轉變到較健康平衡點的表現。

❸**生理機能正在調整、改善不良的部分**：過程中有的人會開始吃平常不會去吃的東西；或是開始不喜歡某些食物，甚至吃了以後就會腹瀉。這都是大腦經過不同療法的微調後，開

始意識到什麼東西該吃、什麼東西不該吃。大腦比我們想像中要聰明多了。

## 器官與細胞，好轉反應的兩個排毒層級

雖然器官與細胞兩層級都必須同時存在，排毒才有可能進行，但要注意的是，好轉反應是在細胞的層級反應。在美國提倡整體療法並開設療養所的約翰·哈維·凱羅葛（John Harvey Kellogg）醫師表示，從汗水的研究發現，發燒時汗水的毒素比運動汗水的毒素多了好幾倍，這是因為運動時毒素的排除只是在器官的層級（汗腺），而發燒時，毒素是從器官跟細胞兩個層級同時排除。因此，我們可以知道瀉藥、利尿、運動等等，都只是帶來器官層級的排毒。

因為，當運動或蒸氣浴這樣產生的熱與水分排出，只是單純的汗水。定時的適度運動可以啟動平時身體排毒機制的正常運作，但是仍不夠深層，除非要做連續長時間的運動與蒸氣浴，那樣可能許多人還沒進行到深層排毒就已經先昏倒了。而當身體的熱是來自內在，例如發燒、全身包裹療法或透過可深入皮下的遠紅外線等方式來使器官溫暖，那麼你會發現所排出的汗水質地有所不同，可能是略帶黃色的皮脂，而脂肪正是最容易累積、儲存體內毒素的地方；這樣的內在排汗（皮脂）效果，才是真正的排毒。

因此，對汗腺不發達而難以排毒的人而言，全身包裹法與遠紅外線烤箱都是不可多得的好工具。另外，冷氣房會影響人體自然調節溫度與代謝的機制，太頻繁且長時間處於冷氣

房，或從小就養成常吹冷氣的習慣，都容易造成不易流汗的體質，間接影響器官排毒的能力。

## 如何分辨好轉反應或是狀況惡化

很多人不知道身體出現的症狀到底是好轉反應，還是狀況惡化了？一般來說，這不是那麼容易界定，但大致上有幾個方向是有跡可循的。首先，提到好轉反應，就一定得提到赫淩定律（Hering's Law of Cure），赫淩醫師是同類療法祖師赫尼曼醫師的好朋友。他在十八世紀時就他臨床的觀察，對好轉反應的模式做出了三大原則定義：

❶ **療癒起始於身心的最深層：**因此當病症趨於好轉時，你會發現精神情緒的安康穩定是早於身體症狀（例如皮膚的症狀）變好出現的；同時，精神也會變得比較好，不會像以前一樣容易疲倦（尤其是到了晚上）。而隨著情緒跟精神的穩定，也會發現之前會干擾你心情的事件，影響力可能也不再那麼大了。

❷ **療癒的時間性：**好轉反應有時間性。通常來說，越晚出現的症狀，會越早出現在好轉

反應裡，反之亦然。舉例來說，我們去爬一座山，山下有小溪，中間經過一個涼亭，路邊看到一片花園，最後來到山頂。今天當一位病人初次來找我時，他的病痛就像是處於山頂，也就是狀況最嚴重的時候。當我們開始用自然的方式處理時，他的不適就會像是他開始往山下走一樣——換言之，他會先看到花園再看到涼亭，最後才看到小溪（疾病怎麼來，在順序上就會怎麼離開）。

所以，如果身體的反應沒有按照逆推式的時間性在運行，那可能就是症狀在惡化當中。不過，好轉反應也會因為毒素累積過多，身體會由毒性最多的部分先開始反應。相反的，如果發燒後頭部溫度慢慢的降低了，這就是身體在回復健康的現象。

**❸好轉反應的順序：**當身體產生好轉反應時，順序會從上到下、從內到外。由較有生命力（vital force）的器官先顯現，其次才是較無生命力的器官。也就是說，毒素會從身體比較重要的部位（大腦、內臟）離開，慢慢來到比較末梢的部分。所以，在發燒的過程，如果熱是從手腳開始，慢慢的胸口肚子溫度提高，然後變成頭很熱，這樣就是病症在變嚴重的過程。相反的，如果頭部溫度慢慢的降低了，這就是身體在回復健康的現象。

因此，自然醫學有一個冷襪療法（又稱濕襪療法），就剛好可以輔助身體來逆轉這樣的過程，達到退燒的效果（請見p168）。但是也不要在發燒初期馬上急著退燒，總是要給身體自癒力運作的時間。

## 王博士的好轉反應臨床經驗談

除了前述的赫凌定律外，也與大家分享我行醫以來所觀察到的幾點好轉反應經驗，以利讀者加以判斷：

❶**身體目前出現的不舒服，是以前曾經出現過的症狀**。因為身體的不舒服是能量正在疏通以及毒素正在排除的反應。不過，睡到不醒人事或身體四大排泄加強不算，這些都是原本身體在恢復健康時就會變得比較明顯的現象。

❷**即使是出現不舒服的症狀，身體大致上是往變好的方向在運行**。在恢復健康的過程，身體會出現起伏不定的現象，就像股市有起有跌，但整體的方向是在拉高，這樣就是正確的。而且在一組好轉反應結束後，身體整體上會變得更健康的。之前遇過一位嚴重濕疹的病人，處理的過程中，濕疹先是變得更嚴重，讓他癢的不得了；但是皮膚癢的部分即使被抓破皮，恢復的速度也比以前來的快，不像之前只要破皮就很難恢復，這樣就是好跡象。也曾經有過長年氣喘的病人，在處理過程中，先是咳出黑色的陳年老痰，慢慢的轉回綠痰，然後黃痰、白痰；最後當痰都清了，氣喘也就好了。而多痰與咳嗽的現象就是身體把呼吸道與肺部裡面的毒素排除的反應。

【生病及恢復曲線】

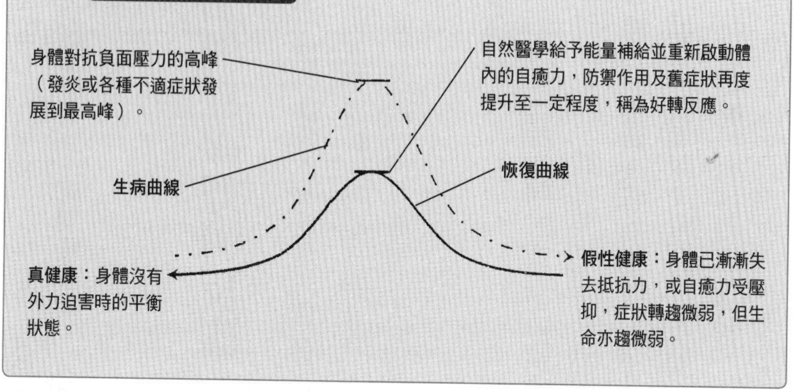
身體對抗負面壓力的高峰（發炎或各種不適症狀發展到最高峰）。
自然醫學給予能量補給並重新啟動體內的自癒力，防禦作用及舊症狀再度提升至一定程度，稱為好轉反應。
恢復曲線
生病曲線
真健康：身體沒有外力迫害時的平衡狀態。
假性健康：身體已漸漸失去抵抗力，或自癒力受壓抑，症狀轉趨微弱，但生命亦趨微弱。

❸**一般來說，在單一療法下，好轉反應都不會比原先的症狀來得嚴重**。原先的症狀就像是煮開水一樣，攝氏一百度水沸騰時，氣泡和水會翻騰，這就像是身體裡面的不平衡累積到爆發，表示我們的身體正藉由症狀的產生來傳達訊息。而好轉反應出現時，會像是水溫維持在攝氏九十五至九十八度左右，在某種程度上會感覺到不舒服，但是不會像熱水沸騰時那樣極端的難過。因為好轉反應是身體自癒力的展現，身體並不會做出傷害自己的行為，每一件訊息都有它的意義存在。

❹**如果從身體外觀來判斷的話，有三種方法**：第一、舌苔：觀察舌苔可以做為判斷好轉反應的標準，舌苔會在好轉反應的初期布滿舌頭表面，然後會慢慢的清除。

第二、心跳：用聽診器比較，心跳會變得更清楚，雜音會更少。

第三、精神：即使是在好轉反應的不舒服當中，病人仍然反應出很好的精神狀態，例如情緒變得更好、更樂觀開朗。又比如說，雖然在不斷地腹瀉，但是卻越來越有精神。

## 如何舒緩好轉反應

對抗疾病本來就是一個漫長的過程，其中又碰到「好轉反應」來湊熱鬧，相信很多病人會更感到挫折；然而，請相信好轉反應只是一個過程，會讓你康復得更徹底、更長保健康。因此，捱過好轉反應的三大原則就是：多休息、多走路、多喝水。

### 多休息

讓身體有時間去修復，就如醫學之父希波克拉底指出的自然醫學第一定律：「首先不要有任何傷害」。當你不知道該怎麼辦的時候，那就什麼都不要做，但是一定要找醫師諮詢。因為身體在回復健康時，是處於一個比較沒有防禦的狀態，這時候如果吃了止痛藥來壓抑好轉反應的現象，例如頭痛時吃了止痛藥，就會把身體恢復健康的方向擾亂，而引發更大的危機。

自然醫學醫師的工作就是：引導病人使用自然的力量度過危機，讓身體的自癒力排除毒素並恢復健康，並確保不會有其他的外力干擾。當然，醫師的臨床經驗也很重要，好的自然醫學醫師要先能讓病人知道，使用這樣的療法之後，身體會有什麼樣的反應？我有很多的病人都是因為家人、朋友、甚至主流醫學醫師對好轉反應不熟悉，在出現好轉反應後卻服用了西藥，而使身體回復健康的機制被干擾破壞，而延遲了恢復健康，真是可惜。請記得，毒素也需要一個出口，這邊阻塞住了毒素的排除，身體就會找其他方式（症狀）把毒素發出來。我曾經有位病人，她的下體及骨盆區域患有嚴重的濕疹，問診之下才知道原來她生完小孩後覺得自己身為女人的責任已盡、任務已了，不想再承受月經的痛苦，就請醫師把子宮跟卵巢都給摘除了。結果沒想到原本該透過月經排除的毒素，竟然變成了濕疹的方式出現。

**多走路**

在身體療癒過程，我不建議劇烈的運動，過度的運動也會佔用身體修復的資源，所以我喜歡叫大家用走路的方式當做運動。

走動可加速新陳代謝，除非有腳痛的問題，不然，每天至少半小時的走路會使身體的氣血活絡。請記得，好轉反應就是毒素排除不夠快所引起的。透過走路，會加速帶動全身能量的運作，當能量運作的更快速，毒素就會排除的更快速，減少好轉反應所帶來的不適。

**多喝水（不能喝冰水）**

即使有一些醫師或科學家認為「只要口渴再喝水就可以」，但是我臨床看到的結果往往是，很多人在好轉反應的過程中，水分不足反而會導致便祕，或是口乾舌燥、臉上痘痘狂冒、嘴破皮（就是我們俗稱「上火」的現象）。為什麼呢？如果平常喝的水足夠身體運作，但在身體修復的時候，身體會需要比平常更多的資源跟水分來新陳代謝，就像是一個髒的碗，如果沒有水是沒辦法洗乾淨的，大多數的便祕就是在傳達水分不足的現象，所以要多喝水。那要喝多少水才對呢？很簡單，增加水分直到排便回復正常（一天至少兩次，三次最好）為止就可以，還記得前面提過的HOPE嗎？但要避免茶、咖啡和酒等利尿的飲料。除此之外，建議最好能夠補充足夠的益生菌、泡瀉鹽浴，再搭配輕食以減少消化道的負擔。

## 其他關於好轉反應的疑問

**Q：有需要同時做很多不同的療法嗎，是否這樣病會好得比較快？**

不是不可以，但是根據我的臨床經驗，我認為不要比較好。當我們使用A方式的自然療法時，就不要參雜其他方式的療法。以開車上高速公路來比喻，假設在某路段時速九十公里是安全的，使用A療法的當下，身體會把開車的速度設定在時速九十公里；但是，如果加了B療法，第一、會干擾到A療法的運作。第二、時速可能會變得超過時速九十公里，如果時速來到了一百八十公里，速度固然很快，但可能會讓開車過程變得很危險。同時使用太多種療法也可能會在互相干擾後，身體無法做出反應，因為一下子太多訊息會讓大腦搞不清楚我們到底希望它做什麼，最後很常發生的就是它什麼都不做。或是以之前提到的爬山比喻，最快速從山頂回到山腳的方法，就是直接往下跳，但是往下跳可能就摔死了，所以還是要用比較安全的方法才對。

有時候身體的不舒服（好轉反應）可能會超過一般人可以承擔的情況，除非已經確定身體對A療法沒什麼反應，就可以開始嘗試B療法。把療法分開使用，才能清楚知道到底哪一個療法對你有幫助。不是每一個人對每一種療法都會有反應，像我個人對健康食品或是斷食等療法就比較沒有什麼反應；不是這些方法不好，只是我們要懂得去挑選最適合自己的方法。

附帶一提，剛使用完自然療法（針灸、整脊、撥恩等等）時，如果這時候去抽血或驗尿，數值可能會變得很糟糕，這是因為毒素全部散發在血液裡面，或是正經過尿液要離開體外。這就好比一個房間可能二十年都沒整理過，當我們開始打掃整理這個房間時，在整理的過程中，如果有人進來檢查的話，一定會覺得：天啊怎麼這麼亂！但是當我們整理到好的時候，房間就會比之前來的更乾淨整齊。

身體越好（生命力越強）的人，好轉反應越快出現，反之則比較慢。因為自然醫學是激發身體自我療癒系統的力量來回復健康的方法，而身體必須把生命力激發到某一個點，才能啟動自我療癒系統的運作。同樣的，越輕微的病症，好轉反應越快出現；越重的病症，好轉反應也會越慢出現，而且會相對的比較不舒服。通常在春夏季節交接時，好轉反應會比較快，冬天則是比較慢。甚至天氣冷的時候，病情惡化是正常的現象，但是請不要跟好轉反應搞混了。

從某些角度來看，複數的療法確實會加速身體的療癒與好轉反應，但是我比較不建議這麼做。在好轉反應出現之前，大部分的人會覺得身體狀況變得很不錯；接著有些人會發燒，並感覺食欲不振（因為胃腸在清理雜質與毒素）、疲勞；當好轉反應結束後，精神、身體會變得比較好。

## Q：每個人都會有好轉反應嗎？

不一定。身體太弱的人，自癒力無法把能量激發到特定點的時候，無法啟動好轉反應。國外臨床數據顯示，最慢甚至可能需要累積十二至十四個月的努力才會有所反應（這就是台語說的比較「慢皮」）。治療的力量太強大（同時間進行多種療法）也不會有好轉反應，因為這些力量已經超過身體能承受的反應範圍。又或是大腦已經被太多不同的治療訊息混淆，就像電腦的記憶體被用光一樣，身體會延緩而無法做出反應。此外，身體健康並且定期排毒的人多數也不會有好轉反應；身體強壯、有點毒素，但是保持固定排便等習慣的人，也少見有好轉反應。

## Q：一定要好轉反應，身體才會恢復健康嗎？

不一定。國外文獻在這方面有很多爭議性，有的相信要有，有的則認為可能是治療的方法太強等等，但這就不在本書的討論範圍。

根據我的臨床觀察，生命力越強的人，好轉反應的症狀會越輕微，甚至不需要出現好轉反應也可以快速回復健康，這是因為他們身體排除毒素的能力比毒素釋放來得快；一般來說小朋友生命力最強，越年輕的病人身體越可以跳過好轉反應（或是只有少許的好轉反應）直接回復到健康。還有心胸越開闊、較能跟自己情緒連結的人，也比較容易有好轉反應。不過，重點是醫師要能分辨什麼是好轉反應，對病人才是最有幫助的。

## Q：好轉反應的過程大概有哪些症狀？

比較多見的好轉反應是類似感冒與發燒的症狀，所以在此就發燒來討論。發燒後會開始沒有食欲、甚至厭食，這是因為當身體體溫升高時，腸胃道就會暫時停止攝取養分的功能，讓它們成為主要排毒的管道。這時身體會感覺到比較虛弱是正常的，接著也可能會出現暈眩、噁心、嘔吐、放屁、腹瀉，會有想吃平常不吃之東西的欲望。

接著也有可能出現心血管功能方面的症狀，像是心跳加速、血壓升高、心跳變大聲、手腳冰冷等，如果有痔瘡的舊疾也可能會復發。

**【好轉反應】**

| 較舒適的反應 | 較不舒適的反應 |
|---|---|
| ・精神變好 | ・頭痛 |
| ・較有能量 | ・疲倦（大約 48 小時） |
| ・較能放鬆 | ・頭暈 |
| ・比較安定 | ・情緒化 |
| ・較少情緒化 | ・噁心 |
| ・睡的比較好 | ・大小便排便習慣改變 |
| ・整體舒適感提高 | ・舊的症狀重新出現（尤其是酸痛與皮膚病） |
| ・比較開心 | ・在處理一天後全身酸痛 |
| ・疼痛減少 | ・皮膚紅、腫、癢 |
| ・關節僵硬減少 | ・類似感冒的症狀 |
| ・痰的顏色越來越清 | ・發燒 |
| | ・放屁增加 |
| | ・女性月經顏色與量改變 |
| | ・所有既有症狀在 24 小時內短暫惡化 |

有些人頭部會感覺到腫脹，引發頭痛、頭暈，甚至影響到情緒；像是不耐煩、憂鬱、緊張、失眠、恐懼、感到失望，甚至出現幻覺。

而在淋巴方面，會出現阻塞、淋巴腫脹，甚至水腫；皮膚方面則是會排出很多令人不快的液體，或是嘴巴粘膜破皮、臉上長青春痘等等；甚至從鼻子、陰道、尿道或身體其他孔竅的部位流出液體；或是長濕疹、流鼻水，產生惡臭的尿液及上廁所次數增加等等。當然不一定每個人都會有這些經歷，以上這些都是身體上可能會出現的較劇烈好轉反應。

## Q：好轉反應太劇烈怎麼辦？

雖然大部分的情況只要多休息、多走路、多喝水就可以舒緩，但是偶爾也會出現，因服用健康食品或使用同類療法製劑等的因素，而產生太劇烈、讓人受不了的情況；這時可以先把服用的劑量減少或停止，等身體的不適減緩之後，再慢慢回復使用到原本的劑量。當然，這樣可能會使身體回復健康的時間拉長，不過我認為，還是盡量讓身體控制在舒適自然的情況下回復健康，才是有可能被接受與實際施行的最佳保健之道。

## Q：好轉反應可以用西藥來抑制症狀嗎？

有時候劇烈的好轉反應的康復過程會比疾病本身來的痛苦，但是我個人仍然不建議使用西藥來抑制好轉反應的症狀。「身體發炎」就像是身體正要把垃圾清出體外，西藥不但阻止了清垃圾的動作，而且還在體內製造出更多垃圾。而身體往往會用囊腫、息肉、腫瘤等當作垃圾桶，來囤積體內的毒素（尤其是來自西藥）。

一旦化學藥物介入身體的復原過程，往往會使過去的努力功虧一簣。想要恢復到真正的健康，忍字頭上一把刀，而耐心則是必須的美德。

## Q：好轉反應象徵了人體在排毒，那麼排毒時間大約需要多久？

長年累積的症狀不可能睡一覺起來就憑空消失，身體恢復健康也需要時間。每個人的先天體質、後天所受到的污染以及累積的毒素種類都不同，自然排除的效率跟速度也都會不一樣，無法知道每個人不同病症所需的排毒時間會多久，而其中影響排毒速度的原因有：

**❶先天的體質：**如果先天排毒的器官比較弱，就比較難把毒素排除。

❷**身體的營養狀況：**缺乏養分會導致器官運作不良，或是酵素無法生成。所以，完整的營養與吸收是讓身體正常排毒不可缺的要件。

❸**毒素累積的時間：**通常累積越久的毒素，會需要比較多的時間來排除。

❹**情緒太緊繃：**當心理經常處於緊繃的狀態時，身體會忙著排除因為緊繃所產生的賀爾蒙，因此佔走了排毒的資源，自然會影響到排毒的速度。

❺**毒素不斷累積：**如果工作或生活環境必須一直暴露在有強烈毒素的場所，像是加油站、化學工廠、馬路邊等等，這樣身體排毒的速度往往會追不上毒素累積的速度，如此想加快排毒自然是無解。

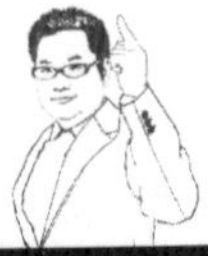

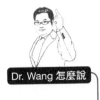

### Dr. Wang 怎麼說

說到好轉反應，在這邊要跟大家分享我自己的經驗。

我在大學的時候，曾經歷過一次車子全毀但人外表看起來沒有大礙的重大交通意外，但是因為車禍揮鞭式創傷症候群造成的腰部不適，讓我無法在課堂上連續坐超過一個小時。西醫為我做了精密的檢查之後，卻告訴我身體沒有什麼問題；可是我的腰明明就很無力，只要坐久了就會痠痛到想哭。後來，在一位推拿師傅的經絡按摩下，才稍微舒緩（這也是我放棄西醫而轉向自然醫學的契機之一）。但是，我仍然沒辦法在大學坐著上完一堂三小時的課，因此我也放棄了當時差點拿到的潛水執照，因為那受傷的腰根本無法承受氧氣筒的重量。

當我在加拿大自然醫學院剛接觸到「同類療法」時，第一個學習到的就是「山金車（Arnica）」。由於老師表示，山金車糖球可以處理慢性的肌肉痠痛問題，引起了我莫大的好奇心，於是，下課後我就去跟學長要了一顆山金車糖球，準備做人體實驗。

服用的當下，我沒有什麼特別的感覺，上課仍然容易感覺腰痠背痛。一直到隔天早上七點多，我醒來正準備要下床時，腰部突然痛到不行，任何一個小小的動作都會牽動錐心刺骨的痛楚，就彷彿時光回到車禍現場一樣。當時我嚇壞了，根本就沒辦法思考到底發生了什麼事。那時課堂上尚未教到「好轉反應」，因此我的腦中只有痛和恐懼，真的以為我就快要死了。但是，我的求生意識仍讓我強忍痛楚，從宿舍慢慢走到學校的教學診所尋求協助。

然而即使是教學診所，看診仍需要預約，櫃檯小姐知道了我的狀況後，便立刻為我安排實習醫師。只是，在我等待差不多十分鐘左右，我的腰突然不痛了，後來為了趕著上課，我沒在教學診所多逗留，道了謝便先離去。神奇的是，我的腰從此以後就沒事了。

當然，聰明的讀者應該了解，這是我服用的金山車糖球產生了效果，而那痛苦萬分的歷程，就是本章的核心——「好轉反應」。

之所以會在此和讀者聊起陳年往事，主要是想告訴大家，好轉反應就是這樣一個令人又愛又怕的經驗。愛的是，當它出現就代表你離康復不遠；怕的是，由於病症不同，所出現的好轉反應可能會讓你非常難受，就像我本人的經驗一樣。這一切我都曾親身體驗過，因此本章節裡關於好轉反應的狀況和應對方式，絕對不是紙上談兵喔！

# 發燒的祕密

說起發燒，很多家長往往如臨大敵，因為在老一輩的觀念裡，「發燒會燒壞腦子」，因此一旦發現兒童有輕微發燒的現象，就千方百計想退燒。當然，人體過度高溫所引起的熱痙攣，確實有可能造成腦缺氧，進而影響腦部；但是只要控制得宜，發燒其實是一種身體在對抗疾病的過程，甚至能因此達到排毒的效果並提升免疫力。

到底什麼情況下算是發燒呢？發燒的定義就是：身體溫度超過了平時的正常溫度。但是請注意，發燒跟被動的體溫升高（例如經由運動、三溫暖、蒸氣浴、曬太陽等）或是身體無法調節體溫（中暑）是不一樣的，在自然醫學裡，我們要注重的是因為感染疾病時所引起的體溫升高。

## 為什麼會發燒？

為什麼身體在被感染的時候會發燒？首先，感染身體的病源會釋放出「外因高熱質」，這會被巨噬細胞所吞噬，這樣的結果會導致白細胞介素1——也就是「內因高熱質」被釋放。而這內因高熱質（或我們稱它為「發燒製造者」）藉由類似賀爾蒙的方式在血液裡面循環，來到丘腦下部，刺激前列腺素E2（PGE2），而這會使身體溫度控制系統的定點提升溫度。

因此，身體若開始覺得當下的溫度太低，便會釋放「親甲狀腺素釋放因子（thyrotropin-releasing factor）」，藉由發抖來增加血液的循環，並且收縮血管，阻止血液流動到溫度比較低的身體表面，接著藉由豎起汗毛的方式，把流汗的機制關閉。以上這些保溫控制都是因為感覺到冷，然後經由交感神經的控制所完成；在丘腦下部白細胞介素1也會引發身體進入睡眠狀態，以保存足夠的能量來做防禦。

而此時肝臟也會開始分泌或製造一些特別的蛋白質（C反應蛋白、血清銅藍蛋白、補體系統成分、血紅素結合素、纖維素原等），來幫助身體增加內毒素對肝細胞的破壞。這時，白細胞介素1會在血液中刺激肌肉釋放前列腺素，以活化分解微粒，並且讓肌肉組織分解，維持身體姿勢的肌肉最容易受到此影響；所以當背部跟腿部肌肉在發燙跟發冷時，最容易感覺到疼痛。肌肉組織的分解則會讓身體的胺基酸數量變多，好讓身體可以使用這些胺基酸來做為防禦，以及細胞新生、產生能量的來源，同時也抑制了食欲。白細胞介素1會抑制食欲，甚至讓人厭食，因為白細胞介素1會使腸胃活動減緩，所以很多發燒的小朋友都不想吃東西。以上是發燒的生理機制。

## 發燒對應在人體的意義

為什麼身體要「發燒」，做這麼麻煩的事情呢？因為這些機制有著幫助你生存的價值。當身體的溫度升高時，白血球的數量會變多，所以更多的白血球會進入血液的循環；同時，白血球的活力以及戰鬥力也相對的提升。當干擾素的產生速度變快，且抗體的產生速度也加快了有二十倍之多，我們就可以很清楚看到「發燒」是身體免疫系統活躍運作的證明。

當身體藉由發燒來提升免疫系統時，同時也提供了外來侵入體一個不友善的環境：身體溫度提升，血液裡鐵與鋅的濃度會相對降低，這會抑止細菌的滋生。例如在攝氏40度時，淋菌會死亡，小兒痲痺症病毒的成長率會減低兩百五十倍；在攝氏41度時，肺炎雙球菌及螺旋體（spirochetes）會死亡。如果你有興趣閱讀更多醫學歷史，你會發現，在抗生素被發明之前，有瘧疾的地方是沒有第三期梅毒的，當時治療梅毒的方法，就是不斷的讓病人感染瘧疾而發燒。在當時這是可以被接受的危險，因為瘧疾在事後可以用奎寧來治療。

另外，體溫在攝氏41～43.5度時，會導致免疫系統選擇性的破壞癌細胞，所以，有些治療癌症治療中心是使用升高體溫的方式來對抗癌症；在體溫高過攝氏43.5度時，正常的細胞就會壞死，不過這得看在這樣的溫度下持續多久。

回到肌肉分解產生胺基酸的部分。當體溫在攝氏37.5度以上時，消化系統就會減緩或停止運作，因此當發燒時，食物若進到人體內，不但會耗損身體的能量，身體也無法正常的消化這些食物，進食反而會增加身體的負擔和毒素的累積。由此可知，食欲不振也許是身體的保護機制，讓身體的資源可以專注在對抗外來的入侵者。同時間，肌肉組織的分解產生了胺基酸，這會幫助身體，在即使沒有食物的情況下，仍然可以製造抗體來對抗入侵者。這簡單又優雅的方式，正是身體自癒力的完美顯現。

## 發燒與健康的關係

醫學之父希波克拉底曾經說過：「給我發燒，我能治療任何疾病。（Give me fever, and I can cure any disease.）」正因為他深知發燒能完全啟動身體的免疫系統，因此他認為溫度越高效果會越好。而近代西方醫學之父威廉．歐斯勒則說過：「發燒、飢餓以及戰爭，是人類的大敵；而其中最大的敵人就是發燒。（Fever, Femine, and war are the great enemies of humanity, and the greatest and most terrible is fever.）」由此可知兩邊的看法並不盡相同。

身為自然醫學醫師的我們，雖尊崇希波克拉底的論點，卻並不表示我們不重視發燒可能帶來的危險與傷害。我們認為，攝氏37度是正常體溫，攝氏39～39.5度是對抗感染性疾病的最佳溫度，攝氏40～41.5度則要注意身體水分的流失，攝氏41.5度以上就是危險的。

大部分因為發高燒所引起的傷害，都是水分流失以及身體電解質不平衡，但這傷害並不是來自於發燒本身。目前為止，除了腦炎與腦膜炎以外，其他並沒有任何因為發高燒所導致腦部壞損的病例。一般來說，發燒引起的體溫上升，會維持在攝氏42度大約十至十二小時；當然，在一般正確的看護下，發燒不會到這麼嚴重的程度。

提倡生食與斷食療法的美國醫師賀伯特．薛爾頓（Herbert Shelton）曾說過：「如果你讓一個發燒的病人斷食，發燒的溫度永遠不會太高。」文獻上的記載顯示，如果你保持空腹不進食的話，成人發燒的溫度極少超過攝氏40度。而嬰兒和幼兒即使是在很完美的看護下，發燒時仍很有可能會到攝氏40.5度，但是時間很短暫，基本上是無害的。

記得消化系統在攝氏37.5度就會減緩或停止運作嗎？如果你讓一位高於這溫度的病人吃東西，會完全干擾身體的免疫系統，進而把發燒推向更危險的狀況。所以，自然醫學也不建議吃退燒藥，像是阿斯匹靈；在台灣或許還不普遍，但是在歐美國家很多西醫都知道，開阿斯匹靈給發燒或水痘的小朋友，會導致雷氏症候群[1]。當然，鎮痛解熱劑乙醯氨酚（acetaminophen）也沒有好到哪邊去，而且也是根本不需要的東西。如果要降溫，以微溫的水擦拭身體或是冷襪療法，會是比較好的選擇。

熱痙攣呢？這若發生在發燒的小朋友也很麻煩。首先，記得熱痙攣的原因是來自腹瀉、嘔吐、排汗等，導致水分不足以及電解質不平衡所引起的。其次，抗痙攣的西藥並不會防止熱痙攣變成癲癇，所以不需要在這時使用這樣的西藥，除非是腦波圖（EEG）異常或是連續痙攣超過十五分鐘以上。這時，幾種同類療法的糖球像是顛茄（Belladonna）、天仙子（Hyoscyamus）、馬錢子（Nux Vomica）、曼陀羅花（Stramonium），在身心症狀都符合的前題下，可以有助舒緩熱痙攣的症狀。或是冷敷頭部、熱敷背部，之後交換冷熱敷巾的位置。總之，只要避免痙攣超過十五分鐘就對了。

熱痙攣會引起腦部損壞，是因為長時間的痙攣本身造成的腦部缺氧，而不是溫度升高。正確的處理方式是減少進食、補充水分，保持電解質平衡，這樣即可防止更加惡化。身為自然醫學醫師，我們應做的是把發燒的好處提升到最高，把發燒的壞處降到最低。而這要怎麼做呢？基本上，就是把過高的溫度降低，把過低的溫度升高（攝氏39～39.5度），透過控制體溫讓身體的免疫系統可以在最佳的狀態下運行。

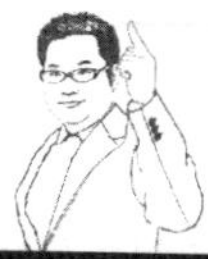

Dr. Wang 怎麼說

## 發燒可以幫助身體戰勝感染

美國密西根大學醫學院生理學家克魯格（MJ Kluger）博士，做了一個有趣的實驗：他讓冷血動物的蜥蜴感染後，放置在一個特殊的籠子裡；籠子最底部溫度最低，頂部溫度最高。所有被感染的蜥蜴都會往籠子高處的地方移動，如果控制其行動的話，會得出有趣的數據：在低溫區的蜥蜴們只有10%活存率，在室溫區有34%活存率，在高溫區牠們活存率則有96%。

另一個實驗是魚類。克魯格博士觀察到所有生病的魚都會往比較溫暖的水域移動，於是他把這個實驗更進一步，他讓一些生病的魚無法移動到比較溫暖的水域，結果發現，可以移動到溫暖水域的魚類百分之百恢復健康，而被控制行動的魚類全數死亡。

還有一個實驗是讓兔子感染肺炎，並且分為兩組：一組完全沒有做任何的治療，死亡率為29%；另外一組則是把牠們發燒的體溫降低了攝氏1～1.5度，死亡率為100%。

1：「雷氏症候群」的病程為雙峰型，患者可能先產生上呼吸道感染症狀或是水痘；但在感冒或是水痘症狀減緩時，突然出現劇烈嘔吐、無精打采、煩躁不安、嗜睡等症狀；之後可能發生意識障礙、呼吸困難、痙攣，甚至昏迷，嚴重者會在四十八至七十二小時內死亡。

於是我們可以知道，發燒是三千萬年前生物從冷血變到有體溫的過程，也是一個幫助身體戰勝感染所進化而來的機制。經常運動的人體溫會在運動的時候升高，所以比較不容易生病。發燒對身體來說，是一種很消耗能量的行為，每攝氏1度的溫度提升，身體的新陳代謝率會提升大約10％；既然是這麼消耗能量的話，那麼發燒必然有幫助人體生存的價值。

當然，高溫也有它的壞處，並不是每個人都適合高溫；老人家（尤其有心血管疾病）、新生兒，還有長期發燒的患者，都還是用自然的方式來降溫會比較好，才能落實真正的健康。

# 第七章　簡易居家樂活運動

## 什麼是撥恩技巧（Bowen Technique）？

撥恩技巧是一個針對肌肉疼痛及慢性疾病的獨特徒手治療法，本技巧是由澳洲人湯姆．波恩（Tom Bowen）所發明，並且已經流傳了六十多年。因為其手法中有個很獨特的「撥法」，所以我把它的中文命名為「撥恩技巧」。

目前，撥恩技巧已普及於世界三十多個國家，全球大約有一萬多位領有證照的撥恩療法師。這技巧在歐洲非常盛行，英國的大型醫院在診治上廣泛的使用撥恩技巧，而美國、加拿大的撥恩療法師更多達五百位以上。撥恩技巧之所以能夠展開全球性的發展，全歸功於它溫和的治療手法與過程，以及不必搭配其他輔助品或耗材的經濟效益；更重要的是，撥恩技巧擁有顯著的療癒效果。

撥恩技巧是一個非常安全而且溫和的手法，是不論剛出生的嬰兒、長者或是孕婦，都可以受益良多的療癒方式。在療癒概念上，撥恩技巧針對人體全身肌肉與軟組織上不同能量點的排列與順序，藉由輕微溫和的手法與大腦溝通，讓身體進入深層放鬆的階段，啓動大腦裡健康的藍圖，讓身體各種層面（肉體、化學、情緒、心靈、能量等）歸零與平衡，來達到自我療癒的效果。

雖然它的概念和徒手療法的方式會令人聯想到推拿或脊骨神經治療，但是撥恩技巧顯得更為輕柔而有效。我們可以把它當做是物理性的同類療法，因為它符合「少即是多」的美學。澳洲奧運團隊出賽時，隨行醫師也都必須具備撥恩治療師的資格，因為當選手輕度扭傷時，只要立刻透過撥恩技巧加以處理，不到兩分鐘，選手就能恢復原本的活力，繼續比賽。

加拿大BC省政府所成立的汽車保險公司ICBC，也將撥恩技巧納入保險給付範圍，因為政府發現它的效果比傳統復健來的更有效，可以幫政府節省更多的醫療經費。因此撥恩技巧在國際醫療界的地位與能見度，也越來越獲得提升與肯定。本書的作者王永憲博士就是目前全亞洲第一位精通此技巧，並取得撥恩技巧教師資格的自然醫學醫師。

# 撥恩復健運動

以下的動作通常是在接受撥恩技巧的處理後，需要病人回家做的復健動作。配合得當，會讓身體加速療癒。不過我認為，身體有不舒服的人做了這些動作，一樣會有幫助，所以在此跟大家分享。

## 撥恩肩膀復健運動A

**【運動週期】**

建議每天早上做一組。

**【施行方法】**

直立站好，保持放鬆。先從症狀比較輕微或無不適感的手開始，在舒適無痛楚的情況下把手舉高，開始以肩膀為軸心旋轉（先往前或先往後都可）三百六十度。如果會產生疼痛，請把繞圈動作控制在不會感到疼痛的範圍，因為疼痛只會讓肌肉更加緊繃。

繞圈動作過程中，頸部要保持放鬆，每繞完一圈要稍微停止一下，不要連續旋轉。如果是先往前繞的話，在繞完前六圈後，改往後繞六圈，之後再換另一手臂。

在繞圈動作過程中，如果聽到手臂發出「喀啦」聲音，請不要擔心，這表示導致肩膀組以肩膀為軸心旋轉三百六十度。

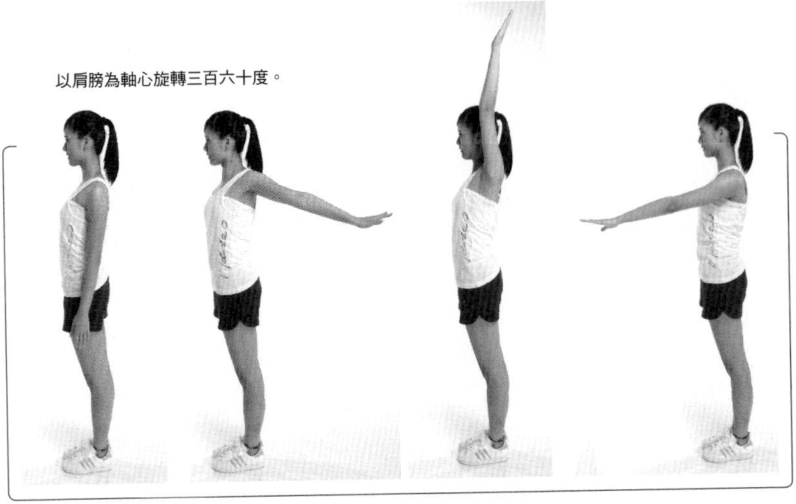

▲撥恩肩膀復健運 A

▼撥恩肩膀復健運 B

❶ 面對牆壁或是門框站立。
❷ 手掌指尖向上平貼在牆面或門框。
❸ 將身體往手臂方向轉動，讓胸口盡可能靠近手臂。
❹ 把身體往反方向旋轉，胸口背離手臂。

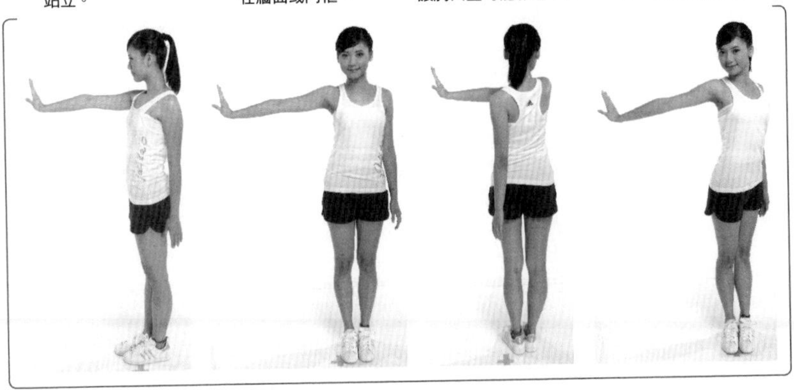

織不適的鈣化現象，正透過運動在紓解；本運動請每日定時做，直到肩膀關節的不適得到舒緩為止。

## 撥恩肩膀復健運動B

**【運動週期】**

建議每天早上做一組。

**【施行方法】**

施行本運動時，必須確認手臂已可舉起超過九十度，如疼痛感嚴重請勿勉強。

先從症狀比較輕微或無不適感的手開始，面對牆壁或是門框站立，將手臂舉起與肩膀垂直九十度，手掌指尖向上平貼在牆面或門框，身體透過手臂向牆面或門框略略施力；接著將身體往手臂方向轉動，讓胸口盡可能靠近伸直的手臂，直到肩膀後方的肌肉感覺到輕微拉扯與緊繃，默數1 2 3，然後放鬆。

手臂仍然保持伸直狀態，貼於牆壁；接著把身體往反方向旋轉，也就是你的胸口會背離手臂，直到肩膀前端與胸口關節的肌肉感覺到輕微拉扯與緊繃，默數1 2 3，然後放鬆。

單隻手臂重複六次運動後，換另外一隻手臂，也是做六次。

❶ 把手放在膝蓋上約三指的大腿上。

❷ 膝蓋慢慢的往上抬。

❸ 膝蓋抬到可以承受的高度即可。

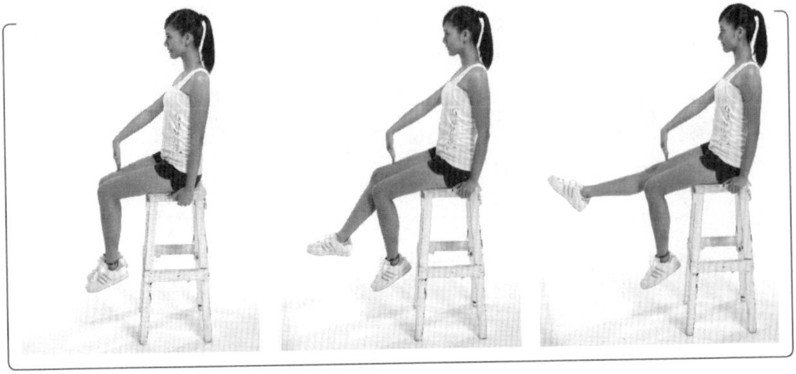

## 撥恩膝蓋復健運動

**【運動週期】**

建議每日做一組。

**【施行方法】**

坐在高腳椅上，讓腳懸空不碰地。

從狀況較好或無不適感的膝蓋開始，把手放在膝蓋上約三指的大腿上，膝蓋慢慢地往上抬，這時手指可以感覺到大腿肌肉變緊實。

膝蓋抬到可以承受的範圍即可，以不會造成疼痛與不適為原則，再慢慢放鬆膝蓋，同時手指會感覺到大腿肌肉的力量消失了。

單膝完成六次運動後，換另外一隻腳。也做六次。

❶ 平躺，彎曲膝蓋，腳踝往臀部的方向拉近。

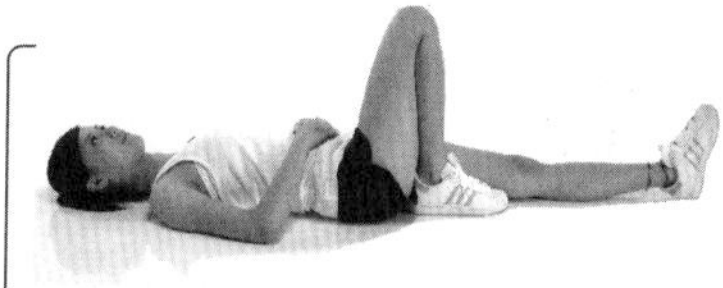

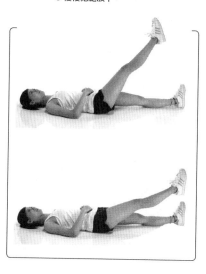

❷ 把腳慢慢舉起來，伸直腿。

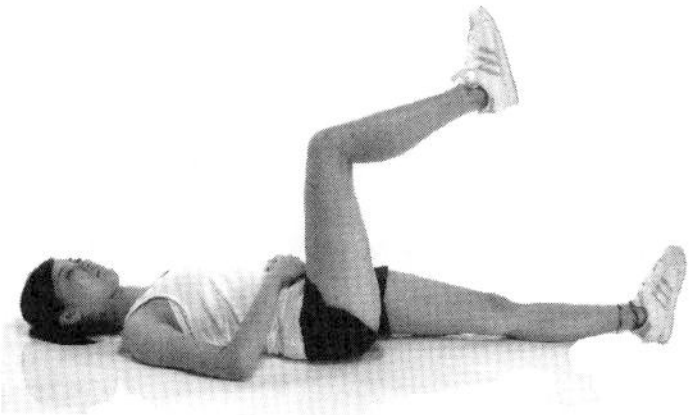

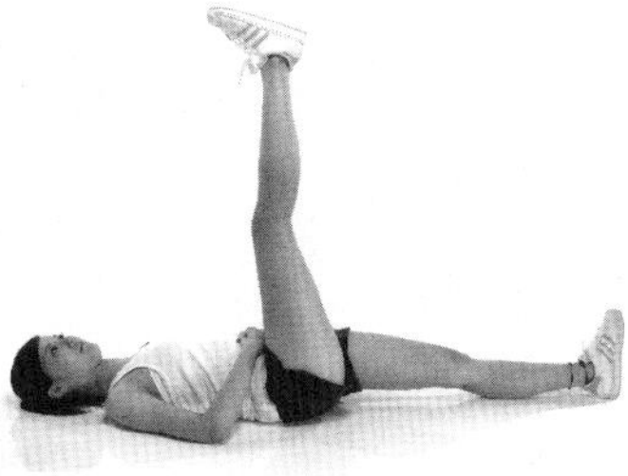

❸ 慢慢把腿放下。

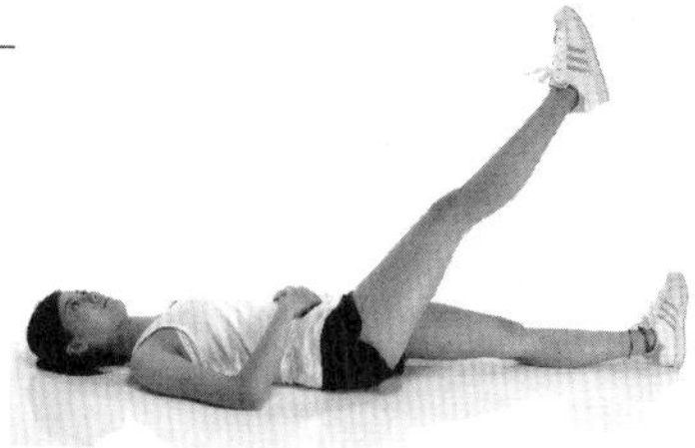

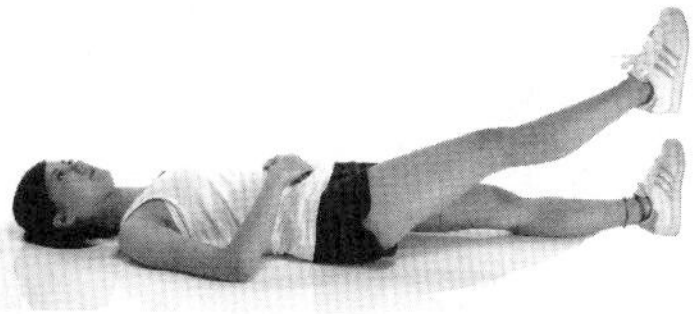

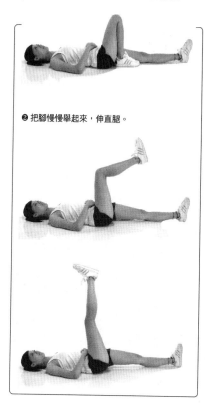

## 撥恩骨盆復健運動

**【運動週期】**

建議每日做一組。

**【施行方法】**

平躺在床上，從狀況較好或無不適感的腳開始，彎曲膝蓋，把腳踝往臀部的方向拉近，但過程中不要抬起腳。

接著再把腳慢慢舉起來，伸直腿，腿的高度以舒適與不痛為原則，然後慢慢把腿放下；重覆六次動作後，換另外一隻腳也做六次。

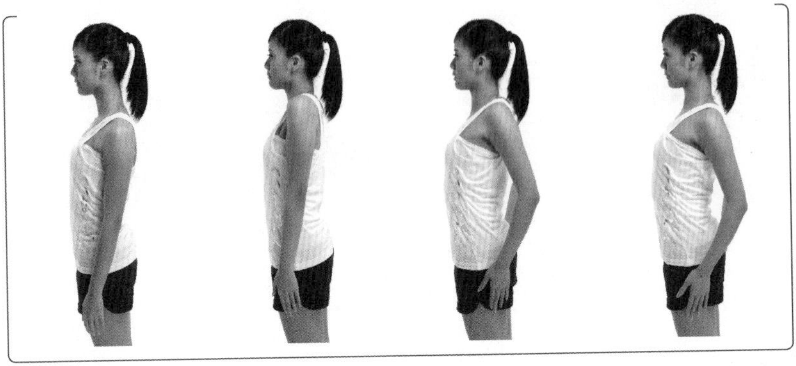

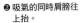

❶ 站穩後放鬆雙肩。

❷ 吸氣的同時肩膀往上抬。

❸ 吐氣時肩膀往後推。

❹ 在肩膀不動的情況下再吸一次氣，吐氣時再慢慢放下肩膀。

## 撥恩氣喘復健運動

**【運動週期】**

建議每日做一組。

**【施行方法】**

站穩後放鬆雙肩，吸氣的同時肩膀往上抬，吐氣時肩膀往後推，但不要放下；在肩膀不動的情況下再吸一次氣，吐氣時再慢慢放下肩膀。

本動作重覆六次。這個運動除了可以舒緩氣喘，改善胸口鬱悶，也對脊椎側彎的調整有幫助。

❶ 直立站穩腳步。
❷ 把腳尖往後伸展，設定一個「A點」。
❸ 腿往前抬高，高度以舒適與不痛為原則。
❹ 讓腳自然的著地。
❺ 再把腳尖往後伸直回到「A點」。

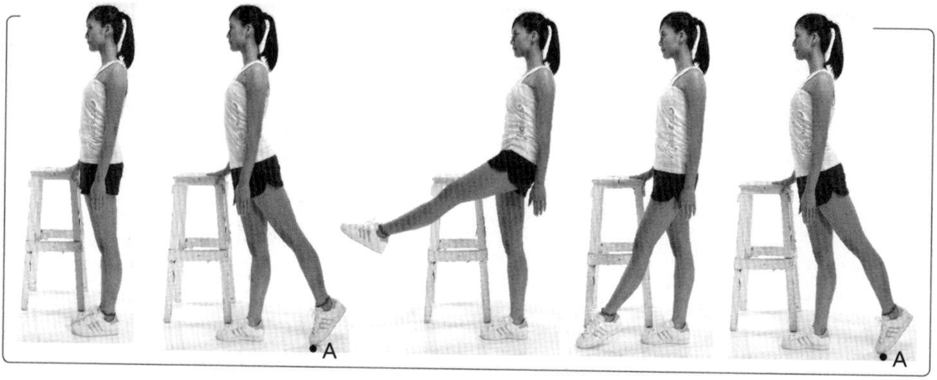

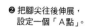

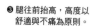


## 撥恩後腿筋復健運動

**【運動週期】**

建議每日做一組。

**【施行方法】**

站穩腳步，側面單手扶牆面或扶手來保持身體平衡。

從狀況較好或無不適感的腳開始。假設是左腳，則左手必須舉到胸口的高度與身體垂直，右手扶好牆壁或扶手。先把左腳腳尖往後伸展，設定一個「A點」；接著腿伸直，往前抬高，高度以舒適與不痛為原則；接著讓腳自然的著地，再把左腳腳尖往後伸直，讓腳尖回到「A點」；重覆六次後換另一隻腳。

這動作看起來雖然有一點像康康舞，但是效果比看起來得強多了，甚至比任何你所知道的後腿筋放鬆運動都來得有效；而且也是現在澳洲所有足球隊在練習時，隊員的指定熱身動作。

# 道家養生七法

原本我並不打算在本書放入中醫的東西，但是考量到這本書是以自然醫學居家落實為核心，而在自然醫學學院求學時，中醫也是必修科目之一，因此，我特別向我的老師請益了適合在家做的道家養生法，在此分享給大家。

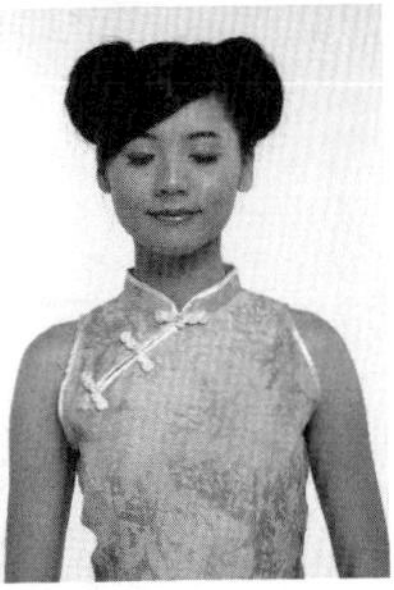

❶閉眼的狀態下，眼睛依序向右、上、左、下看，接著沉澱一下。

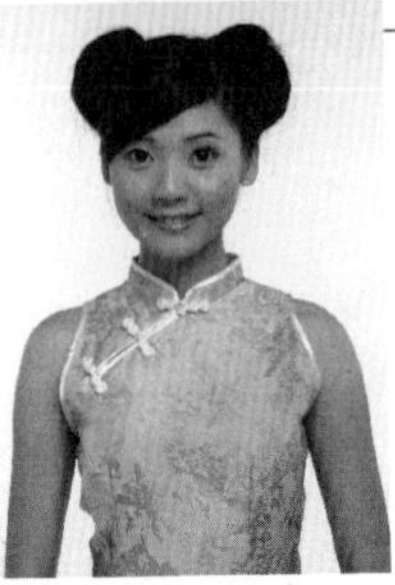

❷猛然張開雙眼看遠方。

## ❶眼睛運動法

闔上雙眼後依序向右、向上、向左、向下看，這樣眼球轉動的動作就是眼睛運動。

每日醒來後，先不要急著下床，坐在床上閉眼讓眼睛右、上、左、下轉動十四回合。觀想一片遠山、山中有樹的美景，鎖定一棵樹，靜默沉澱一下。接著猛然張開雙眼看遠方，即使面前有牆也沒關係，依然觀想著遠處的山與剛剛心中鎖定的那棵樹。這樣就可以了。

眼睛跟耳朵一樣，都是在胚胎期由大腦組織所演化出來的。視覺，需要經由光線進到眼睛，再由大腦來判讀接收到的訊息意義。

轉動眼睛可確保眼睛肌肉在每一個方向的力道均衡與順暢度，這樣的運動也會增強大腦的協調度，讓我們可以很順利判讀每一個進到眼睛的訊息。

## ❷鳴耳鼓法（又名打天鼓）

雙手蓋住耳朵，五指向後，彈指，耳朵會被振響。一天十四下，可以治頭暈、耳鳴、預防耳疾與耳聾。

耳朵在人體胚胎期時跟大腦是同一個組織發展出來的，聽覺需要透過聲音刺激到鼓膜，然後經由大腦來辨識並分析聲音的意義。鳴耳鼓可以刺激耳朵及鼓膜，加強耳朵扮演聲音接收天線的角色，降低我們聽聲音時的壓力。

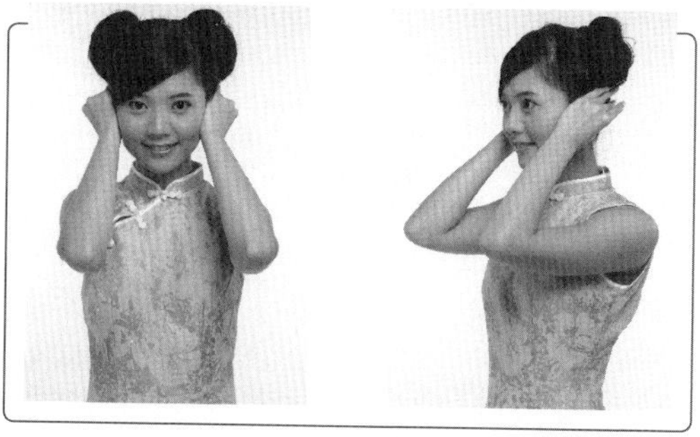

雙手蓋住耳朵，五指向後，彈指。

## ❸扣齒法

閉嘴做咬合的動作，扣齒三十六下。

這是大家經常聽到的牙齒保健法，可以增強牙齒的力量，年長者可以防止牙齒脫落。

用拇指按胸線，從上往下按 49 次。

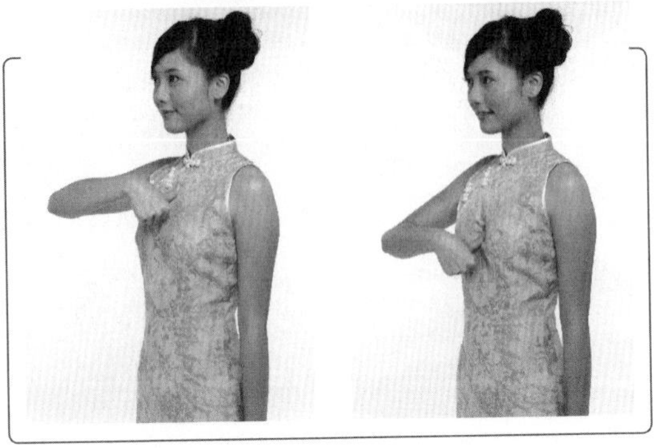

## ❹心輪運動法

每天用拇指沿著胸線，從上往下四十九次；拇指需貼在胸骨上，故建議洗澡前做。這是打開心輪的運動，可以預防心肺功能方面的疾病，也可以幫助胸腺的平衡，排除負面的能量與情緒。

另外，伏地挺身也是簡單的心輪運動法，不過相對之下，透過姆指按摩胸腺的運動法就簡單多了。

在我們的免疫系統裡，胸腺扮演著很重要的發號施令角色。心輪的運動可刺激胸腺，進而激發免疫系統正常運作。

## ❺鼓呵法

用力吸氣，直到胸腹部都脹滿時，張口用力把氣呼出，喊「呵」一聲，可以達到去積去滿、開胸順氣、止胸痛和喘氣的良效；這方法跟自然醫學裡的呻吟療法有異曲同工之妙，只是西方自然醫學的方法比較溫和，而道家的感覺比較快速有力，但原理都是不變——利用聲音的震動，來排除身體負面的情緒與能量。

## ❻調經理氣法（又稱為摩生門）

雙手合掌、搓熱，以劃圈方式在皮膚上按摩肚臍，左至右三十六次，右至左三十六次。

這方法可以增進消化系統功能，舒緩便祕與腸胃不適、順氣，練氣功的人則可以讓丹田加熱，女生也可以調理經氣，尤其是在生理期前後疼痛時，這個方法會讓肚子更舒適溫暖。

## ❼固腎法

雙手合掌，摩擦搓熱，上下搓腎的位置一百次左右（要在皮膚上）。一開始就搓到一百下有點難，因為手會很痠，因此建議一開始約做六十下，再慢慢地增加到一百下。

從中醫的角度來看，腎具有儲存精氣的功能，是一切人體能量的根本。我們從父母身上繼承的「先天氣」及飲食中的「後天氣」，都是儲存在腎。隨著年紀增長，腎的精氣會不

❶雙手合掌、搓熱。

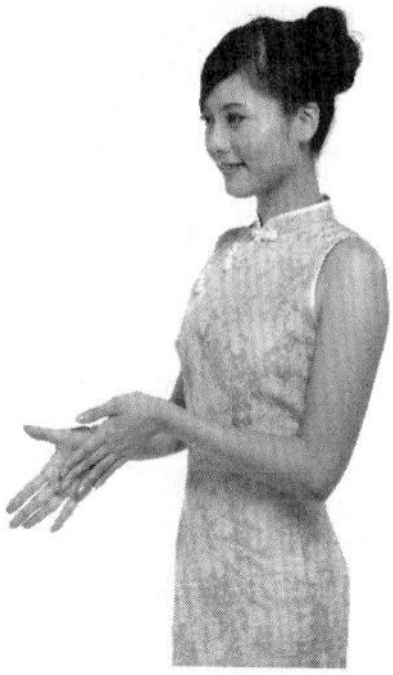

❷以劃圈方式按摩肚臍，左至右 36 次，右至左 36 次。

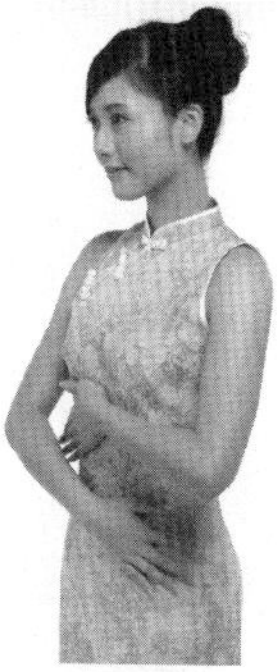

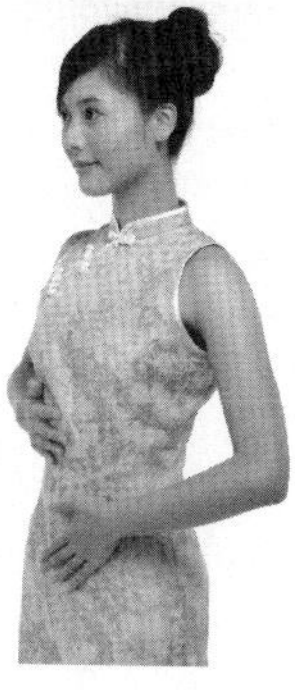

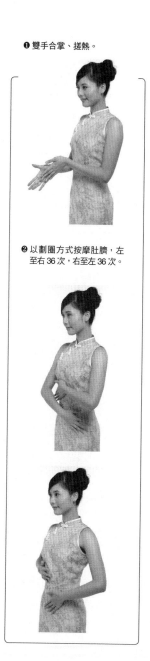

足，骨骼容易疏鬆，引起腰部痠痛、雙腿無力等等的症狀；聽力也會因為腎氣不足受到影響，而引發聽力衰退、耳鳴等問題；另外還有頻尿、膀胱無力、排尿障礙，以及睡眠方面的問題。所以，腎的保養非常重要。

上下搓腎的位置 100 次左右。

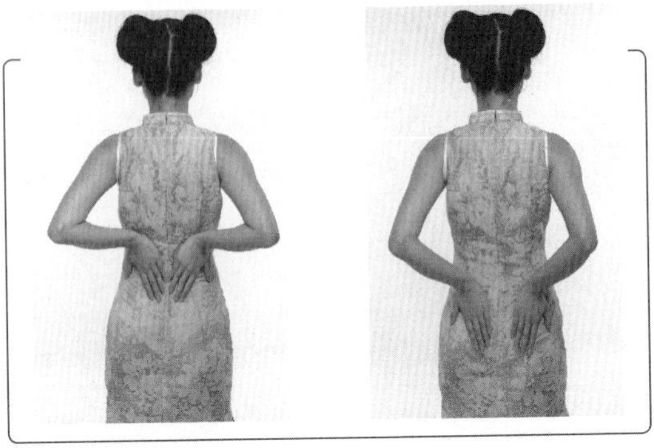

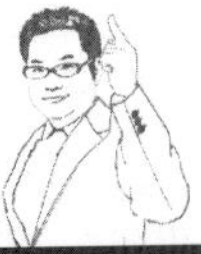

Dr. Wang 怎麼說

分享了道家養生七法，我來聊聊自身的體驗見證。因為我有近視加散光，因此最讓我有收穫的就是第一式的眼睛運動。我在很認真的施行這個眼睛運動法一個月後，突然感到視力有些模糊，因此跑去檢查視力，而驗光師給我的答案竟然是：我的散光減輕了，和鏡片度數不合，才會產生看不清楚的情況。驗光師說，要降低散光的機會不大，而我只是透過這個簡單的眼部小運動就達到了。由此可見，道家養生的眼睛運動法的確有很驚人的效果。

# 第八章　Dr. Wang 的自然醫學居家急救箱

越認識自然醫學，你會發現世界上有越多豐饒的天然資源可以幫助我們恢復健康。然而，面對這成千上萬的產品，礙於經濟、空間、專業上等等條件，我們不可能全數擁有。不過別擔心，我在此針對常見的急救狀況，以及只要透過進口健康食品店就能輕易取得的素材，列出「自然醫學居家急救箱」應有的配備，且保留了英文原名以方便大家對照標籤。

## 自然醫學居家急救箱

基本工具：紗布、繃帶、剪刀、夾子（鑷子）、酒精、清潔紗布包、冰敷袋。

症狀處理：

❶ 清理傷口、抗菌

| 英文名 | 中文名 | 所需量 | 製法 |
|---|---|---|---|
| Hypericum tincture | 金絲桃酊劑 | 15 ml | 10 滴溶於一杯水 |
| Calendula tincture | 山金車酊劑 | 15 ml | 10 滴溶在一杯水 |
| Tea Tree oil | 茶樹精油 | 10 ml | 直接塗抹 |

❷ 加強組織復原的軟膏

| 英文名 | 中文名 | 所需量 |
|---|---|---|
| Calendula | 金盞花藥草霜 | 100 ml |
| Calendula | 金盞花同類療法霜 | 100 ml |
| Vitamin E oil | 維他命 E 油 | 100 ml |

❸ 神經 疼痛

| 英文名 | 中文名 | 所需量 |
|---|---|---|
| Hypericum 30C | 金絲桃糖球 | 一次 3 顆 |

處理方法

一次三顆置於舌下，每十分鐘含一次，直到疼痛消失；或是含五個回合。

❹ 淤血

| 英文名 | 中文名 | 所需量 |
|---|---|---|
| Arnica 30 C | 山金車糖球 | 一次 3 顆 |
| Arnica cream | 山金車同類療法霜 | 100 ml |
| Witch Hazel distillate | 金縷梅；山榆蒸餾液 | 50 ml |

處理方法

(1) 先在患處冷敷，然後將山金車糖球放置舌下，一次三顆，每三十分鐘含一次，共含五個回合。

(2) 接著在患處抹上山金車霜（如果有破皮傷口就不要擦）；或是用一塊紗布滴上約三十滴的山榆蒸餾液冷敷。

(3) 後續則可口服維他命 C，幫助皮膚的膠原蛋白以及彈力蛋白的形成與修復，並可防止瘀血。

❺ 受傷後的恐懼跟不安處理

| 英文名 | 中文名 | 所需量 |
|---|---|---|
| Rescue Remedy | 巴哈急救花精 | 噴劑 |
| Aconite 30C | 烏頭糖球 | 一次 3 顆 |

處理方法

噴服巴哈急救花精於舌下；或以烏頭糖球一次三顆置於舌下，每十分鐘含一次，到恐懼感消失；或是含五個回合。

請注意，所有的急症仍然需送醫處理，在此提供的僅是在就醫前可應急並舒緩不適的自然處方。

## 自然醫學居家急救箱

**❻ 燙傷**

| 英文名 | 中文名 | 所需量 |
|---|---|---|
| Urtica Urens cream | 小蕁麻同類療法霜 | 100 ml |
| Urtica Urens 30C | 小蕁麻糖球 | 一次 3 顆 |
| Aloe Vera gel | 蘆薈凝膠 | 50 ml |
| Cantharis 30C | 斑蝥糖球 | 一次 3 顆 |
| Lavender essential oil | 薰衣草精油 | 100 ml |

**處理方法**

第一、二、三度燙傷者，除了傳統的沖、脫、泡、蓋、送，口服 Arnica 30C（金山車）糖球，可減緩水腫及加速復元。（本方法只適用於第一、二度燙傷，該送醫急診者，還是要盡快送醫）

(1) 第一度燙傷者可使用小蕁麻同類療法霜，幫助舒緩表皮的燙傷。
或以二至三湯匙山楡蒸餾水，浸濕紗布做冷壓。
或取用蘆薈凝膠或蘆薈霜，直接敷上。
或以二至三滴薰衣草精油和蘆薈混合敷上。
若以上的方法仍不能舒緩疼痛，Urtica 30C 小蕁麻糖球一次三顆含於舌下，每十分鐘含一次，直到疼痛消失，或是含五個回合。亦可改以口服斑蝥糖球加上維他命 E 油來外敷。

(2) 第二度燙傷者可使用斑蝥糖球、小蕁麻糖球，使用法同上。

(3) 第三度燙傷者，請送急診。

**❼ 扭傷**

| 英文名 | 中文名 | 所需量 |
|---|---|---|
| Arnica tincture | 金山車酊劑 | 10 滴 |
| Arnica 30C | 糖球 | 適量；至少 15-20 顆 |

**處理方法**

(1)Arnica 金山車酊劑十滴於紗布，外敷在患部五分鐘，然後取下休息兩分鐘，如此重複到疼痛漸緩為止。

(2)Arnica 30C 金山車糖球一次三顆置於舌下，每十分鐘含一次，直到疼痛消失；或是含五個回合。如果一、兩天內疼痛仍沒有得到舒緩，請立即就醫。

**❽ 蜜蜂螫傷**

碰到嚴重的螫傷，起中毒或過敏反應，像是臉部、喉嚨、舌頭、耳朵腫脹，呼吸困難、臉色慘白、冒冷汗或起熱且癢的水泡時，請先含 Carbolic Acid 30 C 石碳酸糖球或 Apis 30 C 蜂毒糖球一次三顆於舌下．每二十秒含一次，並馬上送急診。

# 廚房裡的小幫手

由於本書的主旨和目的是讓自然醫學深入每個家庭，因此，在這邊告訴各位，擁有各種食材與備品的廚房，其實正是每個人家裡不可多得的自然醫學材料寶庫。也許下列的介紹，讀者會覺得似曾相識——這不就是一般人所謂「阿嬤的智慧」嗎？我並不否認這個說法，因為自然醫學本來就包含「傳統」治療（甚至可以追溯到主流醫學崛起前的古早劑方），只是今日的我們更能從學理與臨床的立場，去驗證那些阿公阿嬤輩做得到、卻未必說得出所以然的治療小妙方。

以下和各位分享幾個小妙方。當然，好用的材料或者解決不適的方法仍有很多，族繁不及備載，本書中只是舉幾個代表性的例子與各位分享。如果讀者有興趣，相信現在無論書店或網路都能找到更多相關知識；不然，就去請教家裡的阿公阿嬤吧！正所謂「家有一老，如有一寶」。

不過，仍要提醒各位，任何「妙方」往往只能緩解狀況，因此，如果真的有急難或對自己的判斷沒把握是否正確，還是以醫院急診為首選。或者在拿到任何其他非主流醫學的療方時，可以先詢問一下專業的自然醫學醫師。

## 醋

**【主要療效】**

醋的殺菌效果極好，除了能佐以熱水泡腳改善香港腳問題，產生頭蝨時以醋洗頭髮，也會在兩天內殺死多數的卵與幼蟲。

**【施行方法】**

洗髮精中加入十至十五滴茶樹精油（選用添加茶樹精油的洗髮精亦可），洗完頭髮後用椰子油（美乃滋或其他的油也可以）擦在頭髮上，再用保鮮膜包住頭，放置至少兩小時，這也會讓剩餘的頭蝨因缺氧而死亡。

## 蘋果醋酸

**【主要療效】**

蘋果醋酸對於急性的運動傷害有很大幫助，可以很有效的消炎、舒緩疼痛、消腫並加速復原，比冰敷跟熱敷都來得有效；因為蘋果醋酸可以做成濕敷，直接並且長期的放在患部，但冰敷就不能敷很久。

**【施行方法】**

蘋果醋酸浸濕紗布後敷貼於患部，如果皮膚比較敏感的話，可以嘗試蘋果醋酸跟水一比一稀釋，最多可以到一比三，都還是有效。

如果有傷口的話，消毒後先用凡士林塗抹傷口，再使用蘋果醋酸的濕敷。蘋果醋酸每天可以一次濕敷一到兩小時，也可以濕敷到隔夜。

當然，食用蘋果醋酸也是好處多多，可以舒緩關節炎、消化不良、扁桃腺發炎，也可以預防感冒。

## 洋蔥與蜂蜜

**【主要療效】**

對抗咳嗽，兒童亦適用。

**【施行方法】**

把洋蔥切成丁狀，跟蜂蜜一起置入乾淨玻璃罐或其他容器，一層蜂蜜、一層洋蔥，靜置大約半天到一天，洋蔥的精華會流入蜂蜜中，取其蜂蜜服用即可。

洋蔥是刺激性的藥草，本身有提升免疫力、放鬆肌肉痙攣、降血壓、降血糖、祛痰與利尿的功效；蜂蜜則有抗氧化跟抗菌的功能，並且能緩解呼吸道不適。

**【補充說明】**

大人感冒的時候忍耐一下就沒事了，但是小朋友如果感冒，父母難免會心疼。看著小朋友咳嗽痛苦難耐、晚上睡不好，在主流醫學的影響下，很多家長會選擇買容易入口的感冒咳嗽糖漿給小朋友服用。

在美國，平均每位小朋友每年會感冒五到八次，每年的投藥量是三十八億顆藥丸，這是很驚人的數據。但是西藥到底有沒有效呢？美國FDA在二〇〇七年宣布：「不要給六歲以下的兒童任何感冒咳嗽的藥物，因為容易因為過量而有致死的危險。」而且，感冒咳嗽的藥物對大於六至十二歲的兒童也沒有什麼效果。FDA檢視了過去五十年來的十一個研究報告，沒有任何一個報告指出，這些藥物對感冒症狀是有幫助的；美國目前更全面禁止在藥局公開販售咳嗽感冒西藥給兩歲以下的幼兒。

二〇〇四年，美國賓州大學醫學院教授伊恩・保羅在一百零五名二至八歲兒童的實驗中發現，使用蜂蜜的對照組是舒緩咳嗽最有效的方法，只要在睡前服用一小匙，可以有效的舒緩咳嗽症狀，並且改善睡眠品質；有趣的是，在沒有給予西藥處理的情況下，竟然跟西藥的效果沒有差多少。因此，未必西藥就是萬能且有效果的，對於像感冒這樣關係到免疫能力的小病，還是以啟動自身療禦系統的方式醫治，才是長遠保健之道。

【注意事項】

小於一歲的幼兒不能吃蜂蜜，可能會引起肉毒桿菌中毒，雖然機率很低，但還是建議以糖漿取代蜂蜜較妥善。

本妙方僅適用於咳嗽初期，如果咳嗽一直沒有紓緩，請立即尋求專業醫療協助。

## 小蘇打粉

【主要療效】

改善膝蓋或手肘水腫。小蘇打粉會透過滲透作用，把多餘的水分從水腫的身體組織吸出來。

【施行方法】

把適量的小蘇打粉打碎成粉末狀，用小毛巾或手帕包起來，但毛巾或手帕一定要是純棉的；然後製作成一個長寬約為十公分左右的布包。

把小蘇打包放置在水腫的部位，用透氣膠帶或是毛巾把小蘇打包固定住，包著睡覺。隔天早上起床後，你可能會發現小蘇打包吸出大約一杯左右的組織液，而使得用過後的毛巾或手帕變硬；不過只要把小蘇打包直接丟到洗衣機裡清洗，毛巾或手帕就會變乾淨了。

小蘇打包的使用頻率為隔天一次，一星期不超過三次；如果擔心皮膚會對小蘇打過敏，可以先在皮膚上放置一些小蘇打粉，約二十分鐘就可以知道有沒有過敏反應。

當兩邊的膝蓋都水腫時，就一次只包一邊膝蓋，隔天晚上再換另外一邊。

**【補充說明】**

本篇所說的小蘇打粉是洗衣用的，並非食用的小蘇打粉。如果沒有小蘇打粉，用馬鈴薯皮或洋蔥切片加鹽也可以。

## 豆腐

**【主要療效】**

外敷可達退燒、解熱、鎮定的效果。

豆腐除了是美味又具營養價值的食材，其冰涼、富含水分且鬆軟的特性，其實也很適合當作冰枕，來排除發燒或局部發炎的腫脹，降溫的效果比冰枕來得緩和，病人本身也不易因為過冷而感到不適。

**【施行方法】**

取適量豆腐搗碎後包入紗布，或抹在薄布上，敷於患部；亦可伴入適量麵粉增加稠度。當冰涼感消退後，只要置入冰箱稍做冰鎮，又可再度使用。

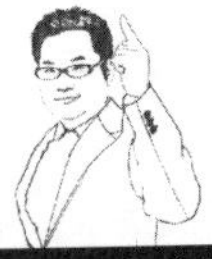

Dr. Wang 怎麼說

### 口香糖DIY

還在煩惱吃太多口香糖會引起蛀牙嗎？又或是為了越來越貴的口香糖而感到裹足不前呢？告訴大家，其實在家DIY也可以製作出口香糖喔！近年來台灣種植香草的風氣越來越興盛，只要家裡有種植薄荷和甜菊這兩種香草，各取一葉片，或隨自己喜好配置比例，把葉片包在一起嚼，就是最天然又便宜的口香糖囉！

甜菊本身低糖低卡，加上薄荷可使口氣清新又沒有化學成分，嚼完且旁邊沒有垃圾桶時，也不用煩惱口香糖要吐在哪裡，真是太環保了！當然最重要的，香草的葉片一定要清洗乾淨才可以吃喔！

## 面子急救站：粉刺的療法

台灣的氣候特別容易讓人的肌膚產生粉刺。除了美白以外，粉刺或痘痘往往是最困擾大眾的問題。然而，從自然醫學的角度，下列日常生活隨手可取得的材料，就可以解決惱人的粉刺問題。

### 橘子皮

橘子皮在水裡搗碎，敷在痘痘或粉刺上。

### 檸檬汁

按時使用檸檬汁塗抹在痘痘或粉刺上。因為檸檬有光敏性，建議睡前使用，以免留晒斑。檸檬酸性較強，也請遠離眼睛周圍肌膚。

### 大蒜

用生大蒜直接塗抹在痘痘或粉刺上。

蒜不但可以清除粉刺與痘痘，還可淡化皮膚的斑點。若要好得更快些，一天吃三片大蒜持續一個月，會淨化血液加速排毒，讓痘痘遠離你。

### 胡荽跟薄荷汁

一茶匙的胡荽汁（或薄荷汁）跟一撮薑黃粉混和成糊狀，每天晚上敷在長痘痘的地方，到睡前再洗淨並入眠。這方法對黑頭粉刺尤其有效。

### 葫蘆巴

葫蘆巴葉製成糊狀，敷在臉上睡覺，隔天起床用溫水洗淨，可防止粉刺與痘痘的形成。

## 小黃瓜

這幾乎以是大家都熟知的小黃瓜敷臉法。小黃瓜切薄片後敷於全臉，每次十五至二十分鐘。

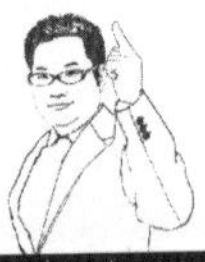

**Dr. Wang 怎麼說**

皮膚狀況其實是身體排毒的反應，因此，當你產生痘痘或粉刺問題時，不妨思考看看最近是否過勞、代謝差，或者在飲食和其他生活習慣上沒做好管理約束，讓身體累積了過多的毒素？

因此，除了照顧好臉部的肌膚之外，全身性的肌膚排毒也會間接改善臉部肌膚的狀況，例如一星期洗兩次瀉鹽浴，讓身體排除大量毒素後，自然臉上也不易冒出粉刺和痘痘。

另外，前文提到的「葫蘆巴」是一種豆科植物，台灣除了有其萃取物的營養補充品，部分生機飲食店也能買到葫蘆巴籽（Fenugreek seed）。以葫蘆巴籽和清水、紅糖熬煮成的飲品，不只有提神功效，其中富含的鐵質與礦物質，也對女性有很好的幫助。做法非常簡單：在乾淨的鍋中放入一湯匙的葫蘆巴籽和三杯清水，煮滾後以文火慢煮五分鐘，並添加少量紅糖，熬煮越久，葫蘆巴籽味道會越顯溫和。每日飲用一杯即可。

## 蘆薈怎麼用？

一般提到居家皮膚保養，很多人都會想到蘆薈。而且只要到網路上搜尋「蘆薈」，一定會找到大量文章，推薦蘆薈的好處或教人如何運用蘆薈，像是——

關於蘆薈的藥理作用，經傳統醫藥著作中的論述主要有：

在《本草經疏》中記載蘆薈：「寒可除熱。熱則生風，使人煩悶。能泄熱，燥濕殺蟲，涼肝明目。小兒癲癇驚風熱所化，五疳同屬內熱，脾胃停滯之所生。故悉主之。」

在《本經逢原》中也記載蘆薈：「入陰肝經及沖脈。其功專於殺蟲、清熱……但大苦大寒，且氣甚穢惡，若胃虛少食人得之，入口便大吐逆，每治奪食泄瀉，而成羸瘦怯弱者多矣。」

在《本草匯言》則指出蘆薈：「涼肝殺虫之藥，屬肝臟有熱可用之。」

元朝時，在我國旅行的馬可．波羅也在他的《東方見聞》中，記載了中國用蘆薈治療胃病、膿瘡和皮膚病的見聞。而台灣所出版的《皇及醫藥大覽》中，也記載了用蘆薈中醫治療疾病的病例。

這麼好用的東西，怎麼一直遲遲沒有出現在這本書裡面呢？這是因為其實蘆薈的品種很多，大約有三百多種，分為藥用、食用、觀賞用，不是每一種都可以拿來服用或外敷。

食用蘆薈時要先去皮，除了因為表皮有苦味，去皮也可以避免吃到導致腹瀉的「蘆薈大黃素」。如果不小心誤食了觀賞蘆薈，會出現噁心、嘔吐、腹瀉、便血等中毒症狀，那就應該趕快去醫院急救處理！

二〇〇六年歐洲內科醫學期刊曾記載，年輕人在誤食蘆薈後引發猛暴性肝炎的案例。蘆薈在做為中藥處方上，也會因體質而有顧慮與禁忌，尤其是孕婦特別不適合使用；因此，在配合中藥而打算服用蘆薈之前，先請中醫師做體質的評估，才能安全的使用。美國化學博士喬·A·文森（Joe A Vinson）在二〇〇五年的植物藥學期刊《Phytomedicine》也指出，有消化道問題的人也不可以食用蘆薈，蘆薈食用過量會導致脫水、電解質失衡、腹瀉、腎臟功能失常。食用超過十天，甚至可能因為鉀缺乏而導致心律不整，最嚴重可能死亡。

雖然蘆薈用以外敷會遠比口服來得安全許多，但是體質敏感的人仍然會有皮膚紅腫、刺癢、疼痛等過敏反應。所以，在使用蘆薈外敷時，一定要先抹一小塊做過敏測試，狀況良好再擴大使用面積。歐洲皮膚學期刊也指出，蘆薈本身因為含有維他命A酸，當皮膚有傷口的時候不宜使用，會使傷口發炎而且難癒合，尤其是曝曬在陽光下時更是如此。

所以，真的要外敷的話，我會比較建議使用蘆薈凝膠、蘆薈霜，或是稀釋後的去皮蘆薈肉。不過，既然要稀釋，使用蘆薈的同類療法製劑（Aloe Socotrina），對皮膚乾裂、紅腫、發癢、水腫、疼痛等等的效果，會是最有效也是最安全的。

# 同類療法的應用

前文提到了「同類療法製劑」，因此我也要跟大家介紹一下同類療法。

同類療法的開山始祖——赫尼曼醫師，來自十八世紀的德國。由於他對金雞納治療瘧疾的功效產生興趣，並且成功的使用金雞納在自己健康的身體製造出瘧疾的症狀，所以，赫尼曼醫師列出了同類療法的第一個定律：「類似法則」，採用引發同樣症狀的藥物治療疾病。

後來，赫尼曼醫師在治病的過程，因為想減少西藥對人體的危害，所以盡量把藥物減量甚至稀釋後，才給病人服用；然而他意外的發現，稀釋越多的藥物，毒素被淡化得越多，但是效果反而越好。因此，他定出了同類療法的第二個定律：「藉由極稀釋的藥物，來增強治療的效果」，甚至可以消除所有的毒性與副作用。

更有趣的是，赫尼曼醫師發現，稀釋後的藥物經由馬車運送所產生的震盪，效果比普通稀釋藥物來得更大，所以，「稀釋」與「震盪」，便成了生產同類療法製劑的標準流程。

由於赫尼曼醫師本身對西藥的排斥，加上對大自然力量以及人體自癒能力的推崇，他認為在開任何一個同類療法製劑時，都必須把病人的多方因素都列入考量，包括：從頭到腳的種種症狀、心理情緒、睡眠、思考、先天體質、生活習慣、疾病史……等，唯有全盤了解後，才能開出最符合病人的製劑，這就是第三個定律：「全人治療」。

赫尼曼醫師在一七九六年把這個療法命名為Homeopathy，中文翻譯為「同類療法」，而中文有很多文獻則翻譯為「順勢療法」；但是，依照療法本身的特性以及種種文獻的考察，我認為「同類療法」的譯名才符合此療法本身的精髓所在。

相較於西藥，同類療法不但效果好、沒有副作用，而且也比較便宜。尤其是在印度這個西方醫療資源極度匱乏的環境下，反而造就了同類療法的大放光芒。不過，以醫學訓練來說，同類療法就相對比西藥複雜跟困難了；很多主流醫學背景的醫師來學習同類療法，往往會掉入「綠色對抗療法醫師」（見本書第二章）的陷阱裡，用對症下藥的方式來開製劑，而忽略了「全人」，這可是大大違反了赫尼曼醫師的同類療法第三定律喔！

在同類療法製劑不斷的稀釋震盪過程中，水分子裡雖然沒有了原料的物質成分，但卻在水分子中保留了原料的形狀記憶；而因為人體70％以上是水分，當我們原料記憶的製劑接觸到身體時（例：口服），藉由水分子能量上的傳達，在入口的那一瞬間，製劑上的原料記憶就像骨牌倒塌一樣，把身體的水分子排山倒海似地同化為帶有製劑能量的分子。

由於能量的反應速度遠快過身體循環吸收的反應，因此，身體在接受同類療法製劑以後的反應，是迅速且全面性的。同類療法對其製劑獨有的稀釋震盪的製作方式，我個人認為這是符合道家「物極必反」的觀念，也難怪當初梁實秋先生會把Homeopathy翻譯成「順勢療法」，因為它符合了道家「順勢而為」的精神。

至於有人會誤以為同類療法是以毒攻毒，這更是斷章取義。為了製作解毒劑，於是我們把原毒物加以稀釋、震盪，最後形成的製劑或許有原毒物的物質成分存在，但是物質分子的數量已經少到並不構成「毒」的特性。這就像是在一大壺水裡滴入一滴檸檬汁，你可能根本喝不出檸檬的味道，因為檸檬已經被稀釋到微乎其微。而且同類療法中使用製劑的目的是「排毒、解毒」，而並非「攻毒」。有些人在使用製劑後會產生不適，這時就要仔細觀察，往往這是身體傳達的訊息，也是我們所強調的「好轉反應」，而並非因為使用製劑另外產生的中毒現象。

在帶領大家認識「同類療法」之後，同時也分享一下關於台灣人最常見的病症——感冒，所適用的單項處方。但是以上僅供參考，必要時還是要看醫生。

## 同類療法感冒單方

| 編號 | 名稱 | 適用症狀 |
| --- | --- | --- |
| 1 | Aconitum 烏頭 | 冷空氣接觸太多，出現口乾，開始嘶啞、乾咳、頭痛，頭部感覺腫脹。適用感冒初期症狀。 |
| 2 | Belladonna 顛茄 | 突然發燒、意識昏沉、混亂、嚴重連續的乾咳、喉嚨紅腫、不喜歡嘈雜。 |
| 3 | Nat Mur 氯化鈉 | 劇烈打噴嚏伴隨稀薄黏液，可能鼻塞或口角皰疹，吹風寒冷會惡化症狀。 |
| 4 | Silica 矽 | 流出大量黃綠色鼻涕、副鼻腔發炎，持續後造成頭部腫脹感，感染成中耳炎而影響聽力。 |
| 5 | Arsenicum 砷 | 鼻水狂流、噴嚏連連；怕冷、焦躁、想喝熱水、感覺非常疲勞。 |
| 6 | Mercurius vivus 汞 | 扁桃腺已發紅腫脹、疼痛，且有黃綠色黏稠的痰或鼻涕；舌頭浮腫、會出汗。 |
| 7 | Kali Mur 氯化鉀 | 大量濃而白的鼻涕、鼻塞、耳朵有塞住感、偶爾流鼻水。 |
| 8 | Rhus Tox 毒葛 | 流行感冒引起肌肉疼痛、畏寒、口乾舌燥、想喝水；流汗後症狀會較緩解。 |
| 9 | Gelsemium 黃素馨 | 流行感冒引起之全身虛弱無力、頭部後方爆裂般疼痛、發燒、畏寒顫抖；但不覺口渴，解尿後以及在新鮮空氣場所較能得較舒緩。 |
| 10 | Eupatorium Pur 蘭草 | 流感期間下眼瞼灼熱畏光；鼻腔發炎鼻涕，沒有刺激感。 |
| 11 | Ferr Phos 磷酸鐵 | 流感期間緩慢發生的感冒症狀，當自己察覺已有初步的感冒症狀時使用。 |
| 12 | Bryonia 歐薯蕷 | 已引起胸口疼痛的乾咳；生氣或想獨處，任何移動與牽動都容易引起咳嗽加劇的情況。 |
| 13 | Spongia 海綿 | 連續低吼的乾咳，經常發生在半夜前。講話、躺下及喝水會乾咳加劇，喉嚨及胸部有搔癢感，喝溫開水症狀能輕微改善。 |
| 14 | Drosera 毛氈苔 | 陣發性的乾咳、沙啞、喉嚨發炎、反覆發生的咳嗽；胸部有搔癢感、咳嗽時胸部要壓著才能降低疼痛；躺下咳嗽症狀加劇，有呼吸困難的感覺。 |

說明：1-7 為一般感冒症狀；8-14 為流感症狀。

附篇

## Q：請問王博士，自然醫學是屬於哪一科呢？

這幾乎是每一個病人初認識我時，屢見不鮮的妙問題，因此，我在此一併說明：只有主流醫學才會分科，在自然醫學的理念裡，「人體是一個不能分割的完整個體」，所以答案很簡單，我們是沒有分科的。自然醫學之所以有趣同時也吸引我的地方，就在於因為沒有分科，所以出現的分別其實是醫師本身的個人專長。

這怎麼說呢？其實，某種程度上，自然醫學是有點「不要臉」的醫學——這是玩笑話。拜主流醫學所賜，以廣泛的定義而言，只要不屬於西醫（主流醫學／對抗療法）的，在國外都被歸納在另類療法。因此，所謂的「自然醫學」包含了中醫、同類療法、能量療法、按摩推拿、脊骨神經醫學、靈氣、顱骨療法、印度阿育吠陀療法、北美洲印地安人土著療法等等，都可以納入自然醫學的一環。既然自然醫學包含得這麼廣，一位醫師什麼都精通的可能性滿低的，所以在國外，自然醫學醫師並不是分科，而是以醫師的專長做區別（在全人健康的前提下）。

以我個人來說，因為在國外臨床上使用花精、量子能量檢測儀、撥恩技巧、同類療法、排毒、情緒平衡等等方式覺得效果不錯，因此我就專精在這幾種療法上。若有其他的自然醫學醫師在臨床上發現飲食與中醫的效果很好，那他就會是以中醫食療為強項的醫師。之前在國外時，我身邊有些老師是專攻同類療法、中醫、水療、靈氣、薩滿鼓療等五花八門的療法，不過，千萬別小看他們，因為這些療法在國外都是有專業授課與認證的。另外，我也有些同學專長於脊骨神經醫學與按摩、催眠，或是針灸美容、螯合療法等等。

總之，自然醫學就是這麼一個可以讓醫師自由發揮專長與興趣的療法。也因為如此，自然醫學醫師之間的互動比較像是朋友，大家各有所長、互相切磋，常常交換不同療法的心得。所以，我們除了外科和急診不處理以外，回歸到最簡單的一句話——自然醫學是不分科的，下次看病別再問你的自然醫學醫師他是看哪一科囉！

## Q：自然醫學的醫師和西醫到底有何不同？在面對病人的角色上，會有什麼特色嗎？

「你是誰？」、「你做的是什麼樣的療法？」這是我經常需要面對的問題。接著，我就得回答一大堆關於自然醫學是什麼、我本人的專長是什麼等等。

之後，又是一連串關於那些療法的問題：

「你是西醫嗎？還是中醫？」
「你這樣算復健師、療癒者？或是按摩師？」
「你收健保嗎？你做的是整體／另類療法嗎？」
「我可以不吃西藥嗎？是不是給你看過以後，我就可以不用動手術了？」
「自然醫學是不是放著不管，自然就會好的療法？」

最後這個問題每次都讓我啼笑皆非，總是會有這麼多不尊重別人專業又自以為幽默的人。其實，我想很多時候病人們想知道的只是，從事自然醫學的我們是屬於哪一個種類的醫師？

這答案其實很明顯，只是病人自己要做出一個選擇而已。當然，這選擇在台灣則關係到法律與道德的問題，因為台灣並沒有自然醫學醫師的管制，導致社會大眾成了許多江湖郎中眼中的肥羊，掏出了白花花的銀子做不需要的檢測，買了一堆不必要的藥物或健康食品，然而卻只換來更不健康的身體與不開心。大家被騙得怕了，每個人都像驚弓之鳥，遇到了真正有資格的自然醫學醫師，反而不知道該不該去相信？

大多數的人認為，醫師就是掌管他們身體的最終極權威，醫師隨便說一句話都奉為彷彿神諭般的聖旨。一般人並沒有受過訓練，或有足夠的知識和智慧去懷疑醫師、拒絕醫師，甚至去詢問醫師其診斷是否準確，或開出的處方是否對人體有害，連這樣的勇氣都沒有。要知道，長期服用西藥跟慢性自殺是沒什麼兩樣的，一個好的醫師必須把西藥的副作用跟病人說明清楚才是。

有些人認為，現有的醫療體系把我們帶入了一個危險的盲目黑巷，因為醫師有太大、太多的權威，卻沒有足夠的洞察力與客觀性。主流醫學驕傲的把急救與處理外傷的邏輯與程序，完全移植到基本的保健、整體性的醫療，以及對慢性病的支援。放眼主流醫學門診，分科雖然很細，卻也等於醫師並不把病人當成是完整個體來看待；因此，大部分的醫師既忽略了、也沒有尊重人體本身的智慧跟自我療癒的功能。

究竟是應該反對主流醫學的治療手法，還是應該把主流醫學醫師奉為救世主呢？或許讀者們會覺得，應該還是有些人保持著中庸一點的觀點吧？但是這些人們在哪裡？他們的立足點又是什麼呢？在我的觀察中，大部分的人——即使是另類療法的從業人員，以及絕大多數的西醫——都是相當固執的緊守著自我觀點。

舉個例子來說：國外的按摩師會希望讓西醫介紹病人或讓病人轉診過來，然而自己本身，卻非到急難狀況時，完全不願意去看西醫；按摩師希望從保險或健保中申請到按摩療程的費用，但又不甘融入於西醫的體系。自然醫學醫師及從業人員，不斷的在做著種種學術上的實證研究與調查，為的就是希望能得到主流醫療體系的認同，但卻又背地裡將對抗療法斥之野蠻行為。

同處於醫療界的不同醫療者，每天忙著勾心鬥角，沒有人肯妥協，也沒有人肯真正為病人的福祉著想而打破不必要的門戶之見，身為沒有什麼選擇權的病人們到底悶不悶？

## 良好的醫療結果來自全民的洞察力

為什麼「看個病」或者對健康的追求，會產生這麼多問題呢？我認為癥結在於「全民短期性失憶」的關係。大部分的人都不知道或是忘記了，我們在最近兩個世記才開始接觸的主流醫學，跟打從人類源起就存在的自然醫學療法相比之下，現代主流醫學領域的發展，其實稚嫩得和嗷嗷待哺的小嬰兒沒什麼兩樣。

曾有一位中醫師感嘆的說：「為什麼中國人以人體實驗、治療流傳了五千年的針灸沒人信，大家卻偏偏跑去相信主流醫學僅僅數十年用白老鼠實驗的成果？」這樣聽起來，病人們視自己身為人類的價值，似乎還比不上老鼠？如此的說法雖然很諷刺，但卻又無比真實。

也許，主流醫學就是贏在它深奧的專業與權威感，尤其是當這個權威長時期的握有主流勢力，並主宰著大多數醫療保健關卡，當病患面對這終極的權威時，通常不是乖乖聽話，就是只有敢怒不敢言的敬畏與怨恨。

然而，我想在此提醒各位，醫師不是神，也不是惡魔，我們只不過是一群努力尋找自我的專家。主流醫學贏得勢力並沒有很久，我們所看到的現代醫學並不是一個完全的成品；它就像是一攤水，水裡面包含著過去、現在、未來的競爭，合約、不同療法的整合。

這就好比是電腦的軟體系統一樣，永遠存在bug、永遠需要升級，至於完美的產品在哪裡？沒有人知道，因為往往在我們還沒摸熟眼前這一套系統之前，又有新的版本準備問世了。病人何嘗不像電腦用戶一樣，當你迷失在眼前所謂更新、更好的科技與醫學療法時，就馬上忘記之前才令你煩惱不已的「當機」窘境。

「病人是醫師的雇主」，我們應該要學習站在不同立場去看待醫療這件事，為自己選擇、了解醫療方式與細節，是每個現代人都必須要有的觀念，而且需要相當的重視。謹慎地選擇一種方式治療疾病、保健身心，其實這就像是你長期約聘一位醫師，在你雇用醫師之前，絕對需要好好面談一番，確認你們對醫療的哲學與思考是一致的。

如果你的醫師只執念自己的專業與權威，無法或不願意用你所能了解的語言解釋他所要做的治療，你必須有所認知：當一位醫師不尊重你的意見，拒絕傾聽與深入了解，那他就等於不尊重你的健康，也不尊重你對疾病獲得治癒的渴望。對於這樣傲慢的醫師，就不妨把他炒魷魚吧！當然，這樣的思考對我來說，是落實在我與病患之間的，我相信任何一個人都有權在接受之前先了解他們即將接觸的醫療服務，並做出自主的選擇。而每一位自然醫學以及任何醫療從業人員，都應該有分享的雅量與分析的熱忱。

## Q：人人都追求健康無病，但是為何科技發達新知廣博的當下，仍有「病看不好」的問題呢？

我在做諮詢時，最常遇到的問題就是：「Dr. Wang，請問我的病多久才會好？」關於這樣的詢問，通常我的回答會是：「身心恢復健康所需的時間，往往跟你問題累積多久，以及問題有多嚴重來決定。」

就臨床經驗而言，如果療法正確，累積了一年的身體問題（從症狀還沒出現就要開始計算喔！）大約需要一個月的時間才能恢復。換句話說，如果是二十年的陳年老問題，則需要至少二十個月的時間。

不過，在我臨床經驗上已經發現，病人在我處理下，恢復健康的速度可以提升至一倍左右。我想，這是因為我同時處理身心靈三方面的緣故吧！但是，我仍免不了碰到老是好不了的病人，這又是怎麼回事呢？

從自然醫學的角度來看，原因可能有以下四種：

❶**如果病患身體損壞情況已超過「停損點」**：那就沒辦法了，頂多只能維持一個比較好的狀況而已。假設你已經割掉一邊的腎臟，總不可能期望醫師設法幫你長出一個新腎臟吧？

❷**病人回家沒有按照醫師的指示去做**：在諮詢時，我通常會做一些飲食跟生活習慣的建議、花精的搭配，還有教導一些簡單撥恩技巧的復健小運動。不過，我發現很多人回家並沒有好好照我的建議去執行。或許，自然醫學跟主流醫學最大分別就在這裡，我這麼解釋吧：一位糖尿病患者每個星期乖乖的固定去找醫師報到領藥吃，目的是要控制血糖；但是，如果

這位病人回家後仍然不肯改變飲食習慣，每天依舊大吃大喝，請問這樣的醫療有意義嗎？在自然醫學裡面，我們很強調自然醫學醫師只是輔助的角色，真正主宰健康的仍是病人本身；換句話說，就是病人要學會對自己的健康負責才是。

❸**心裡對醫師的不信任**：自然醫學原本就不是專注在症狀上的壓抑，所以「療癒」這件事所需的時間會比較久，更何況很多問題是心理情緒所引起的。有的人只是在做所謂的「doctor shopping」——就是到處去看醫師，卻沒有耐性等到問題改善。這樣的人很容易在短時間內就斷定醫師是無用、對他們沒有幫助的。就目前累積的臨床經驗看來，我發現外國人或者待過國外的華人，對自然醫學的接受度比較高，相對之下療癒速度也比較快，這是一件很有趣的事。

❹**病人並不是真心的想要好**：有的人病一直好不起來，某些程度上是出自一種對關懷的渴望。例如，一些老人家平常可能有意無意受到漠視，然而只要生病，兒女就會主動關心他，帶他到處看醫師；這樣的例子也發生在某些小朋友身上。因此，這些人並不是真心的想要健康起來，甚至我們可以說，他們的疾病是自己「創造」、或是「想」出來的。

而從身心靈的觀點來說，疾病的確也是人的心靈所創造出來的。所以，我認為最終的答案是：生病了要好得多快，其實完全取決病患本身，真正有心想恢復健康的人，理應很積極遵守我的建議，包括飲食與生活習慣的改變。不過，如果只想把自己的健康交給別人負責的話，那麼請去看西醫就好，每天乖乖按時吃藥，這也何嘗不是一種什麼都不用煩惱的解決之道。

## Q：常聽養生或保健課程提到西藥對人體的負面影響，但是，為何藥品會有害處呢？西藥真的不適合人體嗎？

我們不能否認，西藥在意外處理及急症解除上，有著立竿見影的良效；然而，有效果未必等於你的身體長期適合或者適應。

為什麼追求養生與保健的自然醫學領域反對吃西藥？簡單的說，我們平常吃的東西可以分成三大類：澱粉、脂肪、蛋白質（為保持解說上的單純化，維他命、礦物質不提）；換言之，身體所有的細胞主要是由這三種物質組成，這其中包含促使細胞運作及新陳代謝的功能。因此我們可以說，澱粉、脂肪、蛋白質就是人體最基本運作所需要的主要原料與成分。

當身體出問題時，舊的細胞會代謝，把不屬於體內的細菌、病毒與毒素排出體外；之後，新的細胞會再生。這就是人體新陳代謝的過程。

而西藥是身體所不認識的化學物質（當然，也有的西藥是仿照人體裡有的物質所製造出來的），當它們進到人體裡面時，是以一種很霸道的方式，強迫人體依照這些化學物質而產生反應，像是消炎、止痛等等；而這些反應僅僅屬於症狀上的，而不是從問題根源著手。

試想，蓋一棟房子所需的基本材料為鋼筋、水泥、磚塊，如果有人拿了一堆保麗龍來當填充物，這樣蓋出來的豆腐渣房子能居住嗎？建商是會被起訴的！但是，很多人一遇到病症問題，就拼命的拿保麗龍來填充「人體」這一棟房子，可想而之你所換來的並不會是真正的健康。

所以一般而言，自然醫學是反對以西藥來治病的（不過意外受傷或真的需要開刀做治療時，西藥卻是必須的解決、輔助之道），尤其是有些老人家一天經常要吃十幾種藥，西藥與西藥之間又有許多的藥物作用，真的很危險。

之前我在國外有位病人是老先生，每天每餐要吃的西藥多達二十三種！即使吃了這麼多藥，他卻仍然在病痛的折磨中掙扎著。有一天，他突然覺得人生不想過得這麼痛苦，死就死吧！於是他就暫停服用任何西藥，結果意外的是，身體原有的疼痛與不適都消失了！這讓他不得不思考，他的病痛究竟是不是吃了太多藥才一直都好不了呢？（不過要注意，在停止服用西藥前一定要經由你的西醫師同意才行，一個好的自然醫學醫師絕對不會隨便叫病人停止服用西藥。）

因為我的父親是西醫，所以當我在加拿大自然醫學院求學的時候，父親總是會準備一堆感冒藥給我，希望我在求學的過程中可以健健康康的。但是，吃西藥……這跟讀自然醫學的我所學到的觀念是完全矛盾且衝突的。所以，我想那幾包西藥注定是要靜靜地躺著我的櫃子角落，永不見天日了。

在醫學院一年級的那個冬天，我得了重感冒，我的不舒服已經嚴重到必須跟學校請假一個星期在宿舍休養，但是咳嗽、流鼻水的症狀卻絲毫沒有減緩。當時接觸自然醫學才幾個月的我，只知道不要吃西藥，但是對如何有效的處理感冒卻也一知半解。最後，我受不了了把西藥拿出來吃，很神奇的，大約兩、三天內，我所有的感冒症狀都解除了。但是，取而代之的卻是上顎咽喉處異常乾燥，彷彿有什麼想咳出來，卻又咳出不來；大約又過了一個星期，這樣的不適才緩解。

後來，當我深入自然醫學後，再次碰到感冒時，便使用符合我當下症狀的同類療法製劑，並輔以紫椎花、維他命C、大量的喝水與休息。這一次症狀是：當我做出處理後，身體的感冒症狀發作得很誇張，但由於我認知到這正是所謂的好轉反應，代表我的身體正在加速排除毒素，於是我不加以理會，果然到第三天，那些困擾我的感冒症狀就完全消失了。

所以，藉由這次的人體實驗，我可以很清楚的告訴大家，使用西藥就是把症狀壓制下來，但是「有東西」會被悶在身體裡面；而自然醫學的處理方式，則讓會毒素在短期內快速、完整離開身體。我不排除在急症時使用西藥，但是若遇到有醫師宣稱自己從事自然醫學，卻又開西藥給你吃時，你應該審慎考慮這位醫師的適任性。

想要真正恢復健康，就應該從良好的飲食習慣與生活習慣建立起，讓身體把吃進去的養分能夠充分發揮，排除毒素、提升免疫系統的功能。否則，你可要小心，吃錯了是真的會生病唷！千萬別再誤信「吃藥可以有病治病、沒病強身」的無稽說法了。

後記

# 我的自然醫學之路

由於我的父親是腦神經科醫師，因此，長大之後要繼承父業當個醫師，是我從小毫無疑問的信念。在我十三歲那年，舉家移民到加拿大，我在高中時很努力的鑽研理科，為的就是要能申請到醫學院的預科。

在國外，必須大學畢業後才能申請醫學院的。而我甚至在高中時期就等不及地想吸收醫學方面的資訊，於是便隨著也是移民到溫哥華、曾在台灣行醫多年的盧永全中醫師學習針灸，也學習了中醫一些簡單的基礎理論。

其實我在大學的時候也曾考慮過，我是不是除了醫師以外就沒有別條路可以走？所以，在決定主修之前，我修了很多其他的學分，像是會計、電腦、商科、生化、生物等等，但都讓我覺得很枯燥乏味。我大學比別人唸的久，總共唸了五年多，就是因為我要確認要走的路是不是我自己所喜歡的。最後，我選擇了主修人體機能運動學（Kinesiology），這對大部分的台灣人來說，或許是一個聽都沒聽過的科系，不過這可是國外很多準備要申請醫學院的學生優先的選擇喔！在這個科系裡面，我們比一般醫學院的學生更早接觸到生理學、解剖學、營養學、人體工學設計、運動管理、公共衛生、深海生理學等等。對於這些科目，我深感興趣，而且也都可以很輕鬆的保持不錯成績。

然而，就在一切看似我即將踏上西醫之路的光景時，我的家族發生一件改變我命運和前途的事：一位長輩因意外跌倒，導致顱內出血。後來，雖然在沒有開刀的情況下撿回一命，但是那位長輩從此以後就手腳會顫抖，個性變得暴躁，跟以前我認識的他完全不一樣了。

當我發現，即使是身為腦神經科醫師的父親，也只能控制這位長輩的症狀、並不能根治的時候，我開始思考讀西醫的可行。如果西醫只能做到這樣，那是不是要讀中醫呢？可是十三歲就出國的我，文言文的底子不好，恐怕也無法深入，這時我陷入了困擾之中。就在我大學畢業的前一年，也就是要準備申請醫學院的時候了，我在美國華盛頓州的高速公路發生了很嚴重的車禍。

雖然人沒有事，但是車禍當時的衝擊導致我全身酸痛，尤其是腰，根本無法讓我坐著聽完任何一堂大學漫長的課。可是各種精密的西醫檢查都做了，醫師都說我沒有事。後來還是母親請來了一位中醫的推拿師傅，才讓我的腰酸稍微緩解，但還是不能久坐。這時，我對西醫感到十分灰心，人體狀況明明就是不舒服，卻因為「判斷」不出病兆，就說我沒有事？這實在一點也不合理。而且，只要一不吃止痛藥，疼痛就像是揮之不去的惡夢般困擾著我，這讓我不禁想，是否我或其他病人的未來人生，就注定仰賴西藥過日子呢？

當我跟母親聊到我對未來行醫的困惑時，母親介紹了她好朋友的兒子，早在一九九六年就從Bastyr大學畢業，現在在溫哥華Richmond Alternative Clinic執業的自然醫學醫師郭宏肇醫師（Dr. Martin Kwok）。郭醫師在聽完我的想法後，建議我可以朝自然醫學這條路發展。

雖然當時的我對什麼是自然醫學仍然一知半解，但是在跟著郭醫師見習過一段時間後，我就愛上了自然醫學獨特的哲學跟行醫的藝術。

因為居住在加拿大，當然就選擇了位在加拿大多倫多的加拿大自然醫學院（CCNM）就讀。而在CCNM的第一年，我之前因為車禍引起的腰酸背痛就被一顆小小的同類療法糖球給治好了（詳見p197好轉反應），當下的我真的是完完全全地臣服了。

在加拿大自然醫學院的每一天，都彷彿在哈利波特裡的霍格華茲魔法學院一樣的新奇與有趣。在那邊，我身心靈的視野變得更寬闊，我發現我能處理的問題遠比我想像中的多更多。直到現在，我仍然在學習，並且仍然被自然醫學神奇之處所恩寵著。這是一條永無止境的醫學之路，而我走得很開心。

所以在最後，要特別感謝我父母的支持與郭醫師的引導，讓我找到了屬於我的醫學之道。

# 健康食品補充建議

## 不同族群的健康食品補充建議 ❶

拜工業社會所賜，我們的飲食與生活習慣已經無法回到阿公阿嬤的時代了，所以現代人越來越依賴健康食品的習慣已經是理所當然。Dr. Wang 在此把大眾略分為以下四種族群，根據各族群的需要做出平日健康食品的建議。另外，如果有疾病時，務必請專業醫療人員調整劑量或改變補充的種類。

【孕婦】

| 補充品 | 用途 | 注意 |
| --- | --- | --- |
| 葉酸（Folic Acid） | 幫助心血管健康，情緒穩定，預防畸形胎，維持胎兒的健康。 | 不要超過 4 mg。 |
| 維他命 $B_{12}$ | 情緒穩定，舒緩壓力，預防胎兒神經方面的問題。 | 只能用 methyl $B_{12}$，不能用 cyano $B_{12}$ 以及 hydroxy-cobalmin $B_{12}$。 |
| EPA | 穩定血壓，提昇免疫系統，舒緩發炎的反應。 | 最好的來源是小魚乾、沙丁魚、鮭魚。 |
| DHA | 對於中樞神經系統的健康、眼睛保養、神經系統的修復都很重要。 | 胎兒腦部跟神經的發育需要大量的 Omega 3。 |
| β 胡蘿蔔素 | 保護卵巢及女性生殖器官，抗氧化。 | 前三個月 2500 IU，之後不要超過 3000 IU。 |
| 微量元素 | 鉻、碘、硒、矽、釩、鉬、鋅、錳等都是維持身體酵素正常運作不可缺乏的微量元素。 | |
| 輔酶 Q10（Co-Q10） | 增加身體運作能量。 | |
| 鈣與鎂 | 幫助身體正常運作，讓孕婦提供鈣給胎兒。 | 鎂是除了鋅以外，人體最容易缺乏的礦物質。 |
| 酵素與益生菌 | 幫助消化與吸收，維持健康腸道功能。 | 至少要有三種益生菌及綜合酵素。 |

## 不同族群的健康食品補充建議❷

【女性年長者】

| 補充品 | 用途 | 注意 |
|---|---|---|
| 鈣（Calcium） | 減低骨折與骨質疏鬆的機率。 | 綜合的鈣為佳，如：檸檬酸鈣（Calcium Citrate）、蘋果酸鈣（Calcium Malate）、檸檬 - 蘋果酸鈣（Calcium Citrate-malate）等綜合使用。 |
| 鎂（Magnesium） | 身體每日運作的關鍵養分，幫助肌肉放鬆。 | 鈣質需要鎂才能被身體有效的吸收。 |
| 鍶（strontium）、硼（Boron） | 骨骼的微量元素，僅次於鈣以外最強的「維骨」礦物質。當身體偏酸，鈣會從骨頭裡被抽出來做中和的作用。鍶可以防止鈣質流失，跟鈣一起幫助成骨細胞的骨質增生，減緩蝕骨細胞的作用。加上硼一起使用，可更有效預防骨質疏鬆所引起的骨折。 | 鍶不要超過 200 mg、硼不要超過 5 mg。 |
| 維他命 D | 幫助骨頭吸收鈣質。 | |
| EFA | 補腦，增加神經系統的傳導。 | 太多 Omega-3 會使血液稀釋，有服用抗凝血藥物及需要動手術者要避免。 |
| β 胡蘿蔔素 | 最強的抗氧化劑，增強免疫系統，降低癌症機率。吃下去的 β 胡蘿蔔素會在體內自然轉換成維他命 A，這比單獨服用維他命 A 更為安全。 | β 胡蘿蔔素裡最好含有多種不同的胡蘿蔔素。維他命 A 不要單一使用，太多會導致肝中毒。 |
| 蛋白質（非牛奶來源） | 補充身體基本需要運作的蛋白質。 | 最好可以定期更換不同來源的蛋白質，如輪流取自豆類、蕎麥、羊奶。牛奶裡的胺基酸雖然最完整，但牛奶不適合人體。 |
| 輔酶 Q10（Co-Q10） | 維持心血管功能。 | |
| 葉黃素（Lutein） | 眼睛的保養。 | |
| 鋅（Zinc） | 身體每一個酵素都需要鋅來正常運作。 | |
| 維他命 $B_{12}$ | 新陳代謝、情緒穩定。 | 太晚吃會精神太好而睡不著。 |
| 酵素與益生菌 | 幫助消化與吸收、維持健康腸道功能。 | 至少要有三種益生菌及綜合酵素。 |

## 不同族群的健康食品補充建議 ③

【男性年長者】

| 補充品 | 用途 | 注意 |
|---|---|---|
| L- 精胺酸（L-arginine） | 維持身體 nitrous oxide 的生成，擴張末梢血管，改善功能，幫助心血管功能。 | 不適合血壓過高或過低者服用。 |
| 維他命 C | 抗老化，直接泡水喝可增加新陳代謝，增加皮膚彈，促進關節健康。 | 最好使用粉狀左旋 C。 |
| EFA | 補腦，增加神經系統的傳導。 | 太多 Omega-3 會使血液稀釋，有服用抗凝血藥物及需要動手術者要避免。 |
| β 胡蘿蔔素 | 最強的抗氧化劑，增強免疫系統，降低癌症機率。吃下去的 β 胡蘿蔔素會在體內自然轉換成維他命 A，這比單獨服用維他命 A 更為安全。 | β 胡蘿蔔素裡最好含有多種不同的胡蘿蔔素。維他命 A 不要單一使用，太多會導致肝中毒。 |
| 蛋白質（非牛奶來源） | 補充身體基本需要運作的蛋白質。 | 最好可以定期更換不同來源的蛋白質，如輪流取自豆類、蕎麥、羊奶。牛奶裡的胺基酸雖然最完整，但牛奶不適合人體。 |
| 輔酶 Q10（Co-Q10） | 維持心血管功能，增加身體運作能量。 | |
| 葉黃素（Lutein） | 眼睛的保養。 | |
| 鋅（Zinc） | 身體每一個酵素都需要鋅來正常運作。 | |
| 維他命 $B_{12}$ | 新陳代謝、情緒穩定。 | 太晚吃會精神太好而睡不著。 |
| 茄紅素（Lycopene） | 保護攝護腺。 | 番茄必須煮過，才會釋放茄紅素。錠劑較難保存。 |

## 不同族群的健康食品補充建議 ❹

【上班族／學生】

| 補充品 | 用途 | 注意 |
|---|---|---|
| 維他命 B 群 | 抗壓、保肝、增加肝功能、集中注意力。 | 太晚吃會精神太好而睡不著。 |
| 維他命 $B_{12}$ | 新陳代謝、情緒穩定。 | 應酬喝酒時需要補充。太晚吃會精神太好而睡不著。 |
| 硒（Selenium） | 幫助肝臟排毒。 | 不要超過 400 mcg。 |
| 鋅（Zinc） | 幫助肝腎細胞再生。 | |
| DHA | 對於中樞神經系統的健康、眼睛保養、神經系統的修復都很重要。 | 最好是飯後服用液態 DHA，不然膽汁來不及把油乳化（emulsify），會拉出油來。 |
| 酵素與益生菌 | 幫助消化與吸收，維持健康腸道功能。 | 至少要有三種益生菌及綜合酵素。 |
| 維他命 C | 舒緩壓力，補充腎上腺素的生成（因為維他命 C 是腎上腺素的先質）。 | 最好使用粉狀左旋 C。 |
| L- 酥胺酸（L-tyrosine） | 增加專注力、腦力，以及神經訊息的傳導，維持整體的神經內分泌。 | 如果有憂鬱症或吃抗憂鬱症藥物者請勿服用。 |
| β 胡蘿蔔素 | 最強的抗氧化劑，增強免疫系統．降低癌症機率。吃下去的 β 胡蘿蔔素會在體內自然轉換成維他命 A，這比單獨服用維他命 A 更為安全。 | β 胡蘿蔔素裡最好含有多種不同的胡蘿蔔素，維他命 A 不要單一使用，太多會導致肝中毒。 |
| 綜合維他命 E | 幫助類固醇與賀爾蒙的生成、血管疏張、大腦氧化物的排除、減緩血小板凝結，整體來說，對於心血管、免疫力、眼睛、細胞及皮膚，都相當有幫助。 | 至少應含四到六種維他命 E。 |
| 葉黃素（lutein） | 眼睛的保養。 | |
| 微量元素＋水分 | 幫助平衡電解質，以免進出冷氣房容易中暑。 | |
| 鎂 | 身體每日運作的關鍵養分、幫助肌肉放鬆。 | 平常晚上睡不著的話，除了褪黑激素跟衝突飲品、涉冷水來幫助睡眠以外，還可以在晚餐後及睡前各服用 300 mg 的鎂來幫助身體放鬆，更容易入眠。 |

# 好轉反應一覽表

## 使用營養品或自然療法，身體可能產生之好轉反應 ❶

| 好轉反應 | 可能原因 | 處理方式 |
|---|---|---|
| 皮膚癢 | 皮膚是最大的排毒器官，脂溶性的毒素正在排出體外，可以加強肝腎功能來加速身體毒素排除。 | 多喝水、燕麥浴、擦花精霜或維他命 E 油，同類療法的蜂毒 Apis、蘆薈 Alo Socotrina、組織胺 Histaminum 糖球等，改善以後就不癢。 |
| 頭痛 | 頭部神經或頭部血液循環不良。 | 多喝水、補充鈣鎂粉或電解質。多休息。不要喝咖啡，避免刺激性食物。改善以後就不痛。 |
| 耳鳴 | 血液循環欠佳，耳部神經傳導不良。 | 多喝水、補充鈣鎂粉或電解質。改善以後耳鳴會漸漸消失。 |
| 昏睡 | 身體細胞修補恢復期需大量休息，就好比汽車要進場保養一樣。 | 一定要多補充睡眠。可補充維他命 B 群、微量元素、輔酶 Q10 等。隨著身體修復漸漸正常。 |
| 眩暈 | 暈眩的原因有很多種，毒素太多、中耳不平衡或貧血是可能的原因之一。 | 繼續食用健康食品，可稍減量，可喝薑茶，服用同類療法糖球馬錢子 Nux Vomica 或土根 Ipecacuanha，使用急救花精。過程請多休息、忍耐。 |
| 嘔吐 | 腸胃不好。或是食物不耐、過敏。需要檢視自己的飲食。 | 多喝水、補充酵素、鈣鎂粉或電解質。並進食流質食物以減低消化道負擔。 |
| 青春痘 | 皮脂腺阻塞，停留在皮脂腺之脂肪或毒素被活化的細胞排除後漸漸改善。 | 可擦花精霜、維他命 C、E。發炎時可擦金盞花霜。也可以使用 L- 麩醯胺酸（L-glutamin）。要注意保持毛細孔的清潔。二至三週就應該會結束。 |
| 流鼻血 | 毒素排除時身體燥熱、有時末梢血管脆弱，要考慮是否細菌感染。不可以挖鼻孔。 | 使用抗氧化基（例如：葡萄籽或維他命 C）、L- 麩醯胺酸都會增加血管彈，之後就會改善流鼻血的現象。 |
| 口乾舌燥 | 細胞活動增加，就像運動後會口渴，需要大量水分幫助排毒的訊息。 | 應多補充水分。 |
| 痰多咳嗽 | 肺細胞跟呼吸道活化，有能力把痰排出。這是非常好的現象。 | 減少乳製品跟甜食，另可使用乙醯基半胱氨酸（N-Acetyl-Cysteine）。 |
| 頭皮癢 | 新細胞生長快，被細菌破壞的頭皮細胞不斷脫落。 | 可使用含有薑或茶樹精油的洗髮精幫助改善。 |
| 眼屎多 | 眼睛內循環改善，滯留物或毒素排出。 | 請多喝水。 |
| 飯量少 | 身體自癒力運作時有時會自己調整食欲來清理消化道。 | 這是好現象，可搭配蔬果汁等流質食物減輕消化道負擔，並注意均衡營養攝取。 |
| 腰酸 | 坐姿不正確、舊有肌肉酸痛、骨骼神經受壓迫，腎經膀胱經可能不好，太胖，女性可能子宮機能不好。 | 瀉鹽浴、適度的按摩，多喝水、補充鈣鎂粉或電解質。花精霜、同類療法金山車（Arnica）可外敷霜或口服糖球。 |
| 胃痛 | 胃酸過多或過少，或十二指腸有潰瘍、長期壓力大。 | L- 麩醯胺酸、酵素、益生菌、薑茶可幫助改善。另需注意飲食組合法則。 |
| 小便多 | 腎臟胰臟、神經系統及膀胱差。身體排除水溶毒素。 | 多喝水、補充鈣鎂粉或電解質、喝蔓越莓汁。 |

## 使用營養品或自然療法・身體可能產生之好轉反應 ❷

| 好轉反應 | 可能原因 | 處理方式 |
|---|---|---|
| 小便白濁 | 腎臟絲球體有感染、蛋白質流失。 | 作尿蛋白檢驗，一個月後再比較改善程度。多喝水、補充鈣鎂粉或電解質，喝蔓越莓汁。 |
| 尿酸高 | 體內尿酸正排出。 | 同上、改善以後漸正常。 |
| 小便臭 | 細胞內毒素排出。身體排除水溶性毒素。 | 同上、另需加纖維素。改善以後會漸正常。 |
| 排氣 | 腸胃蠕動改善。 | 減少豆類攝取，增加益生菌、酵素。改善以後會漸正常。 |
| 下痢 | 大腸差，通常帶油。肝差也會帶油。 | 多喝水、補充鈣粉或電解質。通常一天約二、三次，但沒有不舒服，改善以後消失。 |
| 脹氣 | 胃酸過少，壓力太大。腸胃不好。 | 補充酵素、益生菌、和 L- 麩醯胺酸，食用量可酌情稍減，多運動。忌吃生冷辛食物，並請注意飲食組合法則。 |
| 便血 | 可能是痔瘡在清除當中。 | 若持續二週請看醫生。 |
| 月經不停 | 若有血塊或經血顏色較深，是累積的毒素排出的現象。 | 若持續二週請看婦科。 |
| 子宮痛 | 子宮內氣血循環改善。 | 若持續二週請看婦科。 |
| 手腳末端麻、觸電感、刺痛 | 末梢神經傳導或血液循環改善的好現象。 | 多喝水、補充鈣鎂粉或電解質。同類療法野葛 rhus-tox 糖球。改善以後會逐漸回復正常。若持續超過兩週以上請看醫生。 |
| 抽筋 | 神經系統較差或障礙，已開始改善。 | 多喝水、補充鈣鎂粉或電解質。隨著神經傳導改善而舒緩。 |
| 體重下降 | 身體自我調整。毒素清除後，脂肪細胞縮小的現象。 | 要看體重下降的速度有多快。一般人一星期不要瘦超過一公斤為原則。 |
| 沒有感覺 | 但氣色、皮膚、眼神都在變好。一般消費者都希望使用後精神會較好，但因沒感覺，誤以為產品或療法不夠好，事實上身體內部正在整建中。但也有人是身體還沒激發起自癒力，還沒開始復原，這時請耐心的持續，畢竟天底下沒有神奇仙丹。 | 最好的反應就是在沒有不舒服的情況下，身體就變比較健康了。 |
| 血壓高 | 血液循環改善，但血管阻力未消失，待巨噬細胞活化排出血管壁的中性脂肪，血壓就會下降。 | 可以加一點鎂，但一定要繼續服用血壓藥，每天應量血壓，注意血壓下降情形。如有重大變化請找醫生。 |

註：以上的好轉反應一覽表並沒有任何的診斷或治療的目的，僅供參考。病人仍須定期尋求專業醫療人員諮詢以確定是否好轉反應並作適當的相關處理。

# Dr. Wang 的飲食日誌

年　月　日

| 早　餐 | 飲食內容 | | 胃痛 | 打嗝 | 脹氣 | 其他 | 症狀記錄 |
|---|---|---|---|---|---|---|---|
| 用餐時間<br>【　:　】 | | | | | | | |
| pH 值記錄 | 餐前 | | | 餐後 | | | |

| 午　餐 | 飲食內容 | | 胃痛 | 打嗝 | 脹氣 | 其他 | 症狀記錄 |
|---|---|---|---|---|---|---|---|
| 用餐時間<br>【　:　】 | | | | | | | |
| pH 值記錄 | 餐前 | | | 餐後 | | | |

| 晚　餐 | 飲食內容 | | 胃痛 | 打嗝 | 脹氣 | 其他 | 症狀記錄 |
|---|---|---|---|---|---|---|---|
| 用餐時間<br>【　:　】 | | | | | | | |
| pH 值記錄 | 餐前 | | | 餐後 | | | |

| 宵　夜 | 飲食內容 | | 胃痛 | 打嗝 | 脹氣 | 其他 | 症狀記錄 |
|---|---|---|---|---|---|---|---|
| 用餐時間<br>【　:　】 | | | | | | | |
| pH 值記錄 | 餐前 | | | 餐後 | | | |

【記事】

# 參考資料

Abbas AK et al, Cellular and Molecular Immunology, 3rd Ed, WB Saunders, 1997
Barnes B, Hypothyroidism: The Unsuspected Illness, Fitzhenry & Whiteside, 1976
Batmanghelidj F, Water: for Health, for Healing, for Life, Warner books, 2003
Block DM, The Revolution of Naturopathic Medicine, Collective Co-op Publishing, 2003
Brody et al, Human Pharmacology: Molecular to Clinical, 3rd Ed, Mosby, 1998
Buchman DD, The Complete Book of Water Healing, Contemporary Books, 2001
Campbell TC, Cambell II TM, Lyman H, Robbins J, The China Study, BenBella Books, 2006
Cathcart RF. Vitamin C: titrating to bowel tolerance, anascorbemia, and acute induced scurvy. Medical Hypotheses 7:1359- 1376, 1981.
Colbin A, Food and Healing, Ballantine Book, 1986
Cook M, The 4-Week Ultimate Body Detox Plan, John Wiley & Sons, 2004
Cook M, The Ultimate pH Solution, HarperCollins Books, 2008
D'Adamo PJ, Eat Right for Your Type, Riverhead Books, 2002
Elmiger J, Rediscovering Real Medicine, Vega, 2001
Fullerton-Smith J, The Truth About Food, Bloomsbury Publishing PLC, 2007
Glenville M, Natural Solutions to PMS, Piatkus, 2002
Harper J, Detox Handbook (Healing Handbooks), DK Adult, 2002
Hahnemann S, Organon of the Medical Art, Birdcage Books, 1996
Jarvis C, Physical Examination and Health Assessment, 3rd Ed, WB Saunders, 2000
Kellogg JH, Rational Hydrotherapy, Philadelphia, F.A. Davis Co., 1903
Kluger MJ, Grieger TA, Fever and Survival: The Role of Serum Iron, Journal of Physiology (1978), 279, pp. 187-196
Lindlahr H, Philosophy of Natural Therapeutics, Hillman Printers, 2000
Marks DB, Marks AD, Smith CM, Basic Medical Biochemistry, Williams & Wilkins, 1996
McGarey WA, The Oil that Heals, ARE Press, 1993
Murray M, Diabetes & Hypoglycemia, Three Rivers Press, 1994
Murray M, The Pill Book Guide to Natural Medicines, Bantam Books, 2002
Navratil F, Bowen Therapy, Return to Health Books, 2003
Ozkan K, Aloe vera Induced Acute Toxic Hepatitis in a Healthy Young Man. European Journal of Internal Medicine (2006), volume 17, issue 8, pp. 589
Pagana KD, Pagna TJ, Mosby's Diagnostic and Laboratory Test Reference, 6th Ed, Mosby, 2001

Pizzorno JE, Murray MT, Textbook of Natural Medicine, 2nd Edition, Churchill Livingstone, 1999

Reuben C, Cleansing the Body, Mind and Spirit, Berkley, 1998

Roberts J, The Way Toward Health: A Seth Book, Amber-Allen Publishing, 1997

Roberts W, MacRae R, Stahlbrand L, Real Food for a Change, Random House of Canada, 1999

Rogers SA, Detoxify or Die, Prestige Publishing, 2002

Schlosser E, Wilson C, Chew on This: Everything You Don't Want to Know about Fast Food, Houghton Mifflin Company, 2006

Schwarzbein D, The Schwarzbein Principle, The Program: Losing Weight the Healthy Way, Health Communications, 2004

Simontacchi CN, The Crazy Makers: How the Food Industry is Destroying Our Brains and Harming Our Children, Tarcher, 2001

Silverthorn, Human Physiology, 2nd Ed, Prentice Hall, 2001

The Patient Handouts, Robert Schad Naturopathic Clinic, 2005

The Class Notes and Handouts, The Canadian College of Naturopathic Medicine, 2001-2005

Viagas BG, Natural Remedies for Common Complaints, Chivers Large Print, 1996

Vinson JA, Al Kharrat H, Andreoli L. Effect of Aloe vera preparations on the human bioavailability of vitamins C and E, Phytomedicine (2005) 10:760-5.

Watson B, Renew Your Life, Renew Life Press, 2002

Weatherby D, Signs and Symptoms Analysis from a Functional Perspective, Nutritional Therapy Association, 2004

Willett, W., The role of dietary n-6 fatty acids in the prevention of cardiovascular disease, J Cardiovasc Med, 2007 Sep; 8 Suppl 1:S42-5.

Wright J, Dr. Wright's Guide to Healing With Nutrition, Rodale Press, 1990

Zimmermann M, Burgerstein's Handbook of Nutrition, Thieme, 2001

三瀨勝利《為什麼吃藥不一定有效？》，原水文化，2007

江啟誠等《健康大秘密》方智，2008

吳慎《生命之樂，樂先藥後》，身體工房，2007

李德初《我的醫生不開藥》，原水文化，2006

梁柏濤《令你震驚的健康真相I》，好時代，2003

梁柏濤《令你震驚的健康真相II》，好時代，2004

陳俊旭《吃錯了，當然會生病！》，新自然主義，2007

曾志鋒《醫生向左，病人向右》，八方出版，2007

黃如玉《體態，決定你的健康》，新自然主義，2007

游敬倫《不運動，當然會生病！》，新自然主義，2009

歐忠儒《過敏來找碴》，日月文化，2006

新谷弘實《不生病的生活：全美首席胃腸科醫師的健康祕訣》，如何，2007

蒂埃里．蘇卡《牛奶，謊言與內幕》，商周，2007
維登．麥凱博《同類療法I－健康新抉擇》、《同類療法II－改善你的體質》，生命潛能，1999
潘欣祥，馬芳傑《人體能量信息奧祕》，元氣齋，2007
潘欣祥，馬芳傑《玄奇波動能療法》，元氣齋，2006
羅伯托．瑪格塔《醫學的歷史》，究竟，2005

其他參考資料來源

www.aanmc.org 美國自然醫學院認證協會網站
www.britannica.com 大英百科全書
www.ccnm.edu 加拿大自然醫學院學習資料庫
www.doh.gov.tw/statistic/index.htm 中華民國行政院衛生署統計室
www.google.ca Google 搜索引擎
www.hc-sc.gc.ca/index-eng.php 加拿大衛生署網站
http://www.pitt.edu/~cbw/altm.html 另類醫學網站
www.pubmed.com 美國國家醫學圖書館搜索服務
tw.news.yahoo.com 奇摩新聞
www.wikipedia.com 維基百科
www.nih.com 美國國家衛生研究院網站
www.nccam.com 美國國家輔助與另類療法中心網站

**國家圖書館出版品預行編目資料**

自然醫學DIY（暢銷修訂版）/王永憲著. -- 二版. -- 臺北市：商周出版：英屬蓋曼群島商家庭傳媒股份有限公司城邦分公司發行, 2021.09 面； 公分.
--（商周養生館）9
面； 公分

ISBN 978-626-7012-69-7（平裝）

1.自然療法 2.健康法

418.99 110013368

商周養生館11

# 自然醫學 DIY（暢銷修訂版）

**作　　者** / 王永憲
**企劃選書** / 徐藍萍
**責任編輯** / 徐藍萍、彭子宸

**版　　權** / 黃淑敏、吳亭儀
**行銷業務** / 周佑潔、黃崇華、張媖茜
**總 編 輯** / 黃靖卉
**總 經 理** / 彭之琬
**事業群總經理** / 黃淑貞
**發 行 人** / 何飛鵬
**法律顧問** / 元禾法律事務所 王子文律師
**出　　版** / 商周出版
臺北市 104 民生東路二段 141 號 9 樓
電話：(02) 25007008 傳眞：(02)25007759
E-mail：bwp.service@cite.com.tw
Blog：http: / / bwp25007008.pixnet.net / blog
**發　　行** / 英屬蓋曼群島商家庭傳媒股份有限公司城邦分公司
臺北市中山區民生東路二段 141 號 2 樓
書虫客服服務專線：(02)25007718；(02)25007719
服務時間：週一至週五上午09:30-12:00；下午13:30-17:00
24小時傳眞專線：(02)25001990；(02)25001991
劃撥帳號：19863813；戶名：書虫股份有限公司
讀者服務信箱：service@readingclub.com.tw
城邦讀書花園：www.cite.com.tw
香港發行所 / 城邦（香港）出版集團有限公司
香港灣仔駱克道 193 號東超商業中心 1 樓
E-mail：hkcite@biznetvigator.com
電話：(852) 25086231 傳眞：(852) 25789337
馬新發行所 / 城邦（馬新）出版集團【Cite (M) Sdn. Bhd.】
41, Jalan Radin Anum, Bandar Baru Sri Petaling,
57000 Kuala Lumpur, Malaysia.
Tel: (603) 90578822 Fax: (603) 90576622
Email: cite@cite.com.my

**封面設計** / 李東記
**排　　版** / 極翔企業有限公司
**印　　刷** / 韋懋實業有限公司
**經 銷 商** / 聯合發行股份有限公司
地址：新北市 231 新店區寶橋路 235 巷 6 弄 6 號 2 樓
電話：(02) 2917-8022 Fax: (02) 2911-0053

■ 2021 年 9 月 9 日二版一刷
ISBN 978-626-7012-69-7 Printed in Taiwan eISBN：9786267012826 ( EPUB )

定價 350 元

城邦讀書花園
www.cite.com.tw